U0251958

基层预防艾滋病、梅毒和乙肝母婴传播工作手册

主　编　张　刚　刘伟信　张　燕

副主编　王　刚　吴君梅　何克静

参　编（姓氏笔画为序）：

朱巧英　刘佳欣　刘　俐　李　渠

杨茂玲　何　丹　张莉莉　张琰清

张　静　岳　岑　贾思艳　谢成彬

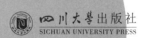
四川大学出版社
SICHUAN UNIVERSITY PRESS

图书在版编目（CIP）数据

基层预防艾滋病、梅毒和乙肝母婴传播工作手册 / 张刚，刘伟信，张燕主编． -- 成都：四川大学出版社，2024.6

ISBN 978-7-5690-6913-6

Ⅰ．①基… Ⅱ．①张… ②刘… ③张… Ⅲ．①新生儿疾病－获得性免疫缺陷综合征－垂直传播－预防（卫生）－手册②新生儿疾病－梅毒－垂直传播－预防（卫生）－手册③新生儿疾病－乙型肝炎－垂直传播－预防（卫生）－手册 Ⅳ．① R512.910.1-62 ② R759.101-62

中国国家版本馆 CIP 数据核字（2024）第 103970 号

书　　名：基层预防艾滋病、梅毒和乙肝母婴传播工作手册
　　　　　Jiceng Yufang Aizibing、Meidu he Yigan Muying Chuanbo Gongzuo Shouce
主　　编：张　刚　刘伟信　张　燕

选题策划：许　奕
责任编辑：许　奕
责任校对：倪德君
装帧设计：胜翔设计
责任印制：王　炜

出版发行：四川大学出版社有限责任公司
　　　　　地址：成都市一环路南一段 24 号（610065）
　　　　　电话：（028）85408311（发行部）、85400276（总编室）
　　　　　电子邮箱：scupress@vip.163.com
　　　　　网址：https://press.scu.edu.cn
印前制作：四川胜翔数码印务设计有限公司
印刷装订：成都金阳印务有限责任公司

成品尺寸：170mm×240mm
印　　张：10.625
字　　数：210 千字

版　　次：2024 年 8 月 第 1 版
印　　次：2024 年 8 月 第 1 次印刷
定　　价：58.00 元

本社图书如有印装质量问题，请联系发行部调换

扫码获取数字资源

四川大学出版社
微信公众号

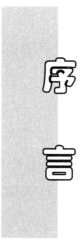

序言

　　习近平总书记强调，推进强国建设、民族复兴伟业，妇女是重要力量，儿童是未来生力军。孩子的健康是每个父母最关心的事，艾滋病、梅毒和乙肝"三病"作为可通过母婴传播的重大疾病，直接威胁出生人口素质和儿童健康，直接影响母婴健康。消除母婴传播既是提升出生人口素质、提高儿童健康水平的关键措施，也是国际社会高度关注的卫生健康工作目标。

　　我国 2001 年启动预防艾滋病母婴传播试点工作，二十余年来，走过了从无到有、从一个试点地区到覆盖全国、从预防艾滋病一种疾病到整合预防艾滋病、梅毒和乙肝母婴传播三种疾病的历程。四川省委、省政府历来高度重视母婴安全和健康保障问题，2004 年开展预防艾滋病母婴传播项目试点，2010 年综合开展预防艾滋病、梅毒和乙肝母婴传播工作并实现全省覆盖，通过多年的不懈努力和创新实践，探索出一套符合四川省实际的艾滋病防治策略，构建起政府主导、多部门协作、各级各类医疗卫生机构参与的省、市、县、乡、村五级联动预防母婴传播防治体系，大幅减少了儿童新发艾滋病、梅毒和乙肝感染，为助力健康扶贫和脱贫攻坚、提升全省妇女儿童健康水平和生活质量做出了重要贡献。

为进一步提升基层医疗卫生人员预防母婴传播综合防治技能和管理能力，贯彻落实全国消除艾滋病、梅毒和乙肝母婴传播决策部署，四川省妇幼保健院组织专家团队编写本指导手册，详细阐述预防母婴传播的检测、咨询和干预服务技术要点，感染孕产妇及重点人群管理，信息管理与质量控制，血源性传播疾病的暴露与防护，以及消减医疗歧视等知识要点。

本手册编写历时长、调研论证多、征求范围广，经过反复讨论后几易其稿，目前的版本内容系统全面、通俗易懂、实操性强，对基层工作人员规范开展预防母婴传播工作具有较强的指导意义。

在此，我谨代表四川省卫生健康委员会对长期以来为预防疾病母婴传播做出重大贡献的各条战线的同仁致以崇高的敬意，向参与编写本手册的各位专家及有关同志表示衷心感谢！

四川省卫生健康委员会党组书记、主任

徐　斌

2024 年 6 月

目录

第一章 疾病概述

第一节 艾滋病

艾滋病的全称是获得性免疫缺陷综合征（AIDS），是由攻击人类免疫系统的艾滋病病毒（人类免疫缺陷病毒，HIV）感染引起的导致体内 T 淋巴细胞免疫功能受损或缺陷的免疫缺陷疾病，有性传播、血液传播和母婴传播三种传播途径，是一种病死率高、危害极大的严重传染病。HIV 感染者在临床上经历急性感染期、无症状期、艾滋病期三个时期，疾病后期可继发各种机会性感染、恶性肿瘤和中枢神经系统病变。艾滋病目前无法完全治愈，但可通过抗病毒治疗抑制病毒的复制，现已成为一种可管理的慢性病。

一、传染源

（一）HIV 感染者

HIV 感染者是指体内存在 HIV，具有传染性，但在一定时期内处于无症状阶段的人群。HIV 感染者未表现出明显的特异性症状和体征，但体内的 HIV 继续复制和扩张，会不断破坏人体免疫系统，导致体内免疫细胞数量持续下降。HIV 感染者的无症状期可持续较长时间，隐匿性强。

（二）艾滋病患者

艾滋病患者指处在艾滋病期的感染者，感染 HIV 的人平均经 5～10 年潜伏期进入发病期。在此阶段，HIV 感染者的免疫系统受到严重破坏，不能维持最低的抗病能力，出现明显临床症状，如原因不明的持续不规则低热、持续的全身淋巴结肿大、体重下降、慢性腹泻等，发生口腔和其他器官的白色念珠菌感染、卡氏肺孢子菌肺炎、巨细胞病毒感染、弓形虫脑病、隐球菌肺炎、反复发生的细菌性肺炎以及恶性肿瘤等。部分艾滋病患者还可能出现记忆力减退、精神淡漠、性格改变、头痛、癫痫及痴呆等神经精神症状。

目前，主要通过检测人体血液中的 HIV 抗体了解 HIV 感染状态。检测方法包括抗体筛查试验和补充试验。人体感染了 HIV 到人体血液中可检测到 HIV 抗体、抗原和核酸等标志物的时间称为"窗口期"。在"窗口期"内的血液已有感染性。检测方法不同,"窗口期"不同。现有诊断技术检测 HIV 抗体、抗原和核酸的"窗口期"分别为感染后的 3 周、2 周和 1 周左右。

二、传播途径

HIV 主要存在于 HIV 感染者和艾滋病患者的血液、精液、阴道分泌物、胸膜腔积液(胸水)、羊水、乳汁、脑脊液当中,以血液、精液、阴道分泌物中病毒浓度最高。艾滋病的传播途径主要是性传播、血液传播和母婴传播。HIV 在感染者每毫升血液中的含量称为病毒载量。感染初期和晚期患者的病毒载量较高,发生传播的风险大。

(一)性传播

在无保护的性活动中,性交部位摩擦,容易造成生殖器黏膜破损,病毒可通过破损处侵入未感染者的血液中,造成 HIV 感染。无保护的性活动中,女性接触或暴露的生殖黏膜面积更大,更易出现伤口和黏膜破损,感染 HIV 的风险成倍增加。多性伴是感染 HIV 的高风险行为。

(二)血液传播

血液传播指使用了被 HIV 污染而又未经严格消毒的注射器、针头、手术设备或其他尖锐器械,输入被 HIV 污染的血液及血制品等引起的传播。其他可能引起血液传播的途径包括非正规的有创美容,如器具消毒不到位的文眉、注射美容、美牙、打耳洞等操作可能产生血液暴露,导致病毒传播。

(三)母婴传播

感染 HIV 的母亲在妊娠、分娩或哺乳期间将 HIV 传染给胎儿或婴儿,导致胎儿或婴儿感染 HIV,大约 90% 的 HIV 感染儿童是通过母婴传播途径感染的。孕产妇的病毒载量越高,发生母婴传播的风险越大,在没有进行母婴阻断干预的情况下,发生母婴传播的风险在 20%~45%,但及时接受母婴阻断干预措施后,母婴传播风险可降至 2% 以下甚至更低水平。

艾滋病母婴传播的主要途径为宫内传播、产程传播、产后传播。

1)宫内传播:HIV 感染孕妇在妊娠期通过胎盘将 HIV 传染给胎儿,也称"妊娠期传播"。研究表明,宫内传播占母婴传播的 25%~38%。母婴传播的危险性在妊娠期的不同阶段存在差异,孕早期和孕中期的孕妇宫内传播风险小于孕晚期的孕妇。

2)产程传播:感染 HIV 的孕妇在分娩过程中,胎儿与携带有 HIV 的宫颈、阴道分泌物和血液接触，从而感染上 HIV，也称"生产过程中传播"。据统计，大约有 1/3 的母婴传播发生在分娩过程中，产程传播也是目前公认的传播风险最大的艾滋病母婴传播途径。有研究显示，分娩过程中的传播率为 8%～12%。

3）产后传播：母乳喂养是造成产后传播的主要因素，HIV 能够通过乳汁传播给婴儿。艾滋病母婴传播率与婴儿喂养方式及喂养持续时间存在相关性，产后 3 个月内，混合喂养的婴儿发生母婴传播的风险高于纯母乳喂养婴儿；母乳喂养时间越长，婴幼儿感染 HIV 的风险越大。

第二节 梅毒

梅毒是由苍白（梅毒）螺旋体感染引起的一种慢性系统性的性传播疾病，可引起人体多系统、多器官损害，表现多种临床症状，可导致组织破坏、功能失常，甚至危及生命。

一、传染源

显性和隐性梅毒患者是梅毒的传染源，梅毒螺旋体主要存在于患者的皮损、血液、精液、胎盘、乳汁等中，与梅毒患者的溃疡或皮损处密切接触，均有可能感染。大部分情况下，梅毒螺旋体离开人体很难生存，煮沸、干燥、日光、肥皂水和普通消毒剂均可迅速将其杀灭，少数情况下，可通过接吻、握手、哺乳或接触带有梅毒螺旋体的衣物、用具等被感染。

未经治疗的梅毒患者在感染后前两年传染性最强。随着病期的延长，梅毒的传染性越来越小。

二、传播途径

（一）性传播

性传播是梅毒传播的主要途径，与梅毒患者进行无保护措施的性接触，如阴道性交、肛交或口交，或与感染者共用性玩具，均可能对皮肤黏膜造成损伤，梅毒螺旋体可因此侵入人体。约 95% 的患者通过性接触传染。

（二）血液传播

梅毒的病程较长，梅毒螺旋体可以在患者的血液中潜伏一段时间。潜伏期的梅毒患者体内虽感染有病原体，但可以无临床表现，健康者或其他各种疾病的患者输入了由他们提供的血液或血液制品，就会感染梅毒。部分人与梅毒患者共用针头注射药物、共用刮胡刀等，也可能被感染。

（三）母婴传播

梅毒螺旋体由胎盘进入胎儿血液循环中最终导致梅毒感染。梅毒螺旋体可以通过胎盘引起胎儿宫内感染，多发生在妊娠 4 个月以后，易引起流产、早产、死胎。在分娩中，新生儿通过产道时，因头部、肩部擦伤也可发生感染。孕产妇感染梅毒的分期、宫内暴露持续时间也是母婴传播的危险因素。早期梅毒（Ⅰ、Ⅱ期梅毒）的母婴传播风险更高。在未采取任何干预措施的情况下，梅毒感染孕产妇发生不良妊娠结局的比例高达 50％～80％。经过规范干预，梅毒母婴传播风险可基本消除。

（四）其他情况

少数人可通过接吻、哺乳等直接接触传播。极少数情况下，可通过接触带有梅毒螺旋体的衣服、毛巾、餐具等被感染。

第三节　乙肝

乙肝是由乙型肝炎病毒（乙肝病毒，HBV）引起的以肝脏病变为主的一种传染病，临床以食欲减退、恶心、上腹部不适、肝区痛、乏力为主要表现。部分患者可有黄疸、发热和肝大，伴有肝功能损害。有些患者可慢性化，甚至发展成肝硬化，少数可发展为肝癌。

一、传染源

乙肝的主要传染源是急性、慢性乙肝患者，以及 HBV 携带者。其中急性乙肝患者在潜伏期末及急性期有传染性，而慢性乙肝患者和 HBV 携带者没有明显症状，可以正常工作和学习，通常难以被发现，更容易导致传播。

传染性与体液中 HBV 定量水平成正比，也就是说，乙肝患者体内 HBV 含量越高，传染性越强；乙肝患者体内 HBV 含量越低，传染性越弱。

二、传播途径

（一）血液传播和体液传播

血液中 HBV 含量很高，微量的污染血液进入人体即可造成感染，如输入被污染的血液及血制品、注射、针刺、拔牙、血液透析、器官移植等均可传播。此外，乙肝患者的精液、阴道分泌物和乳汁中均含有 HBV，故与 HBV 携带者发生无防护的性接触，可发生传播，特别是有多个性伴者，其感染 HBV 的危险性增高。

（二）母婴传播

母婴传播主要包括宫内传播、产程传播、产后传播。宫内传播主要经胎盘传播，可能与妊娠期胎盘轻微剥离有关。分娩过程中胎儿因破损的皮肤或黏膜接触母亲的血液、羊水或阴道分泌物而导致感染。产后传播主要由于母婴间密切接触。如果儿童长期密切接触 HBV 感染母亲或其他被感染的家庭成员，则有感染 HBV 的风险，例如，为婴儿嚼碎食物、共用牙刷、接触皮损分泌物、与被 HBV 污染的表皮接触。目前没有证据表明，HBV 通过母乳喂养传播。母婴传播风险主要取决于母亲 HBV 载量和 HBV e 抗原（HBeAg）是否阳性，HBV 核酸（HBV DNA）复制水平越高，体内病毒浓度越高，传染性就越强。在未采取任何母婴阻断干预措施的情况下，如果母亲是"小三阳"，HBV DNA 阴性或低风险，母婴传播风险为 5%～20%；如果母亲为"大三阳"，HBV DNA 复制活跃，母婴传播风险为 70%～90%。通过规范干预，母婴传播率可降低至 1% 以下。

第二章　预防艾滋病、梅毒和乙肝
母婴传播检测与咨询

第一节　检测咨询基本知识

一、相关定义

检测咨询指医务人员围绕艾滋病、梅毒和乙肝检测，在检测前后提供咨询，包括医务人员主动提供检测咨询（PITC）和自愿检测咨询（VCT）。

PITC：将艾滋病、梅毒和乙肝检测作为服务对象的常规检测或医疗服务项目，该方式有利于及时发现感染者，具有减少歧视的优势。

VCT：服务对象主动至医疗机构寻求服务，了解疾病，了解自身感染状态，医生通过咨询建议其进行艾滋病、梅毒和乙肝检测，由其知情选择检测。

二、检测咨询的作用

（一）帮助人们正确认识艾滋病、梅毒和乙肝

咨询可以提高服务对象对疾病的认识。艾滋病严重影响感染者的身体和心理健康，给个人、家庭和社会带来极大的危害。人们容易对艾滋病产生恐惧、歧视。HIV感染者通过接受规范治疗可延长寿命，提高生活质量。需要帮助他们树立生活信心，提供关怀和支持。梅毒是性传播疾病，如果不合理治疗，会引发心血管、神经、皮肤和骨骼等系统疾病，但经过规范治疗，梅毒可以治愈。HBV是潜在威胁人们生命的感染性病毒，主要侵袭肝脏，乙肝可以通过有效安全的疫苗进行预防。艾滋病、梅毒和乙肝均可能发生母婴传播，但是经过科学规范的干预，母婴传播可以被有效预防。

（二）采取预防措施，预防感染

通过检测，使服务对象尽早知晓预防艾滋病、梅毒和乙肝以及母婴传播的信息，了解可能存在的危险行为，了解妊娠合并艾滋病、梅毒和乙肝对本人、家庭、后代造成的影响。促进服务对象避免发生或及早改变危险行为，及时采取预

防措施，避免他人或后代感染。

（三）促进感染者及早采取干预措施

通过咨询，可以帮助感染者正确认知疾病、选择积极安全的行为，避免传染给他人；对于准备怀孕的感染者，促进科学备孕、优生优育；对于已经怀孕的妇女，可帮助其尽早获得母婴阻断干预措施和必要的医疗保健、心理咨询、转诊和心理指导，避免后代感染。

（四）给予感染者及其家庭关怀和支持

帮助感染者应对家庭、性伴、工作场所、社会等方面发生的改变。帮助感染者应对歧视、经济贫困导致的心理压力。要给予感染者综合支持与关爱，告知相关政策支持。

三、检测咨询的步骤

（一）检测前咨询

检测前咨询的目的是提高人们对艾滋病、梅毒和乙肝以及预防母婴传播相关信息的认知水平，以在有限时间内尽快帮助服务对象了解检测的重要意义，促进更多人接受检测，及时发现感染者。医务人员对接受孕产期保健、婚前保健、计划生育或其他医疗保健服务的对象，提供一对一、面对面的健康教育。咨询要点应包括以下内容：

1）什么是艾滋病、梅毒和乙肝？

2）艾滋病、梅毒和乙肝的感染途径有哪些？

3）如何预防艾滋病、梅毒和乙肝？

4）什么是高危行为？

5）如何进行高危行为评估？

6）孕妇如何将疾病传播给婴儿？

7）如何预防婴儿感染？

8）接受检测的好处是什么？

9）如何进行艾滋病、梅毒和乙肝检测？检测方法是什么？等待结果时间是多久？

10）不同检测结果代表的意义。

11）夫妻双方接受检测的好处。

12）医疗机构可以提供的关怀和支持服务。

（二）检测后咨询

根据检测结果，医务人员结合服务对象的流行病学史（高危行为、配偶/性伴检测情况）进行综合分析，提供检测后咨询。帮助服务对象及其家人理解检测结果的含义，并告知需要采取的各项预防措施，动员配偶/性伴进行检测。

1. 检测结果阴性咨询

检测结果阴性咨询尽量一对一进行，鼓励服务对象自觉地采取积极预防措施。

1）本人目前未感染，建议配偶/性伴接受检测。

2）若有危险行为，判断是否处于"窗口期"。若有高危行为，建议 1 个月后再次检测。

3）强调如何避免高危行为，建议使用安全套。

4）如果是孕妇，强调孕产期避免高危行为。

2. 检测结果阳性咨询

为检测结果为阳性的服务对象提供咨询，帮助其理解并接受检测结果，促使其规范接受后续检测和干预服务。检测阳性结果咨询由有经验的医生或服务对象信任的医生在保密环境中一对一进行。咨询医生要给予服务对象充分的考虑时间，建立良好的信任关系，耐心解释，使其树立信心。

1）简要清晰地解释阳性检测结果。如艾滋病抗体检测阳性，需要做进一步的补充试验进行确证；确证试验阳性表示感染了 HIV，不一定是艾滋病患者，但需要进行规范治疗。梅毒螺旋体血清学试验阳性，需要进一步做非梅毒螺旋体血清学试验以明确是否正在感染，不论后续检测结果怎样，均需要接受梅毒治疗。

2）讨论艾滋病、梅毒和乙肝患者通过规范治疗可以和正常人一样生活，使其树立信心。艾滋病、梅毒和乙肝孕妇在科学规范的干预下，可以生育健康宝宝。

3）讨论目前感染状况及感染的途径。

4）介绍疾病防治相关措施，特别是预防母婴传播措施。艾滋病预防母婴传播措施：孕产妇和婴儿全程规范服用抗病毒药物、安全助产以及儿童科学喂养、定期接受随访和检测等；梅毒预防母婴传播措施：孕产妇和婴儿接受规范青霉素治疗、定期接受随访和检测；乙肝预防母婴传播措施：儿童联合接种免疫球蛋白和乙肝疫苗，必要时孕产妇进行抗病毒治疗，儿童及时评价感染状态。

5）讨论婚育或妊娠结局选择，充分尊重感染者意愿，并告知提供相关医疗服务的机构、可获得的服务内容。

6）讨论如何告知配偶/性伴、家人。鼓励感染者自己告知对方，鼓励配偶/性伴接受检测。

7）提醒性生活时要使用安全套。讨论如何获取安全套和安全套的正确使用方法。提供孕期性生活注意事项，孕早期、孕晚期尽量避免性生活。孕早期性生活易导致流产，孕晚期性生活刺激易引起早产、出血和感染。

8）讨论后续转介和随访。HIV 感染者转介至当地定点医疗机构纳入治疗管理，梅毒螺旋体感染者则转介至性病科就诊，HBV 感染者则转介至肝病科就诊。如感染者为孕产妇，则详细介绍孕产妇随访管理时间和内容，感染孕产妇应在县级以上定点医疗机构建卡并定期产检，根据需要可增加产检次数。随访人员与感染孕产妇建立有效联系，预约随访时间、检查项目、检测机构。随访人员利用电话提醒、短信提醒、微信提醒等方法，督促感染孕产妇及时接受随访。产后随访可与产后访视、发放奶粉等措施结合，尽可能减少失访。

第二节　检测咨询的时机与地点

一、结合孕产期保健开展检测咨询

（一）初次产前检查提供检测咨询服务

1. 县级及以上医疗机构

妇产科：对初次接受产前检查的孕产妇，立即提供艾滋病、梅毒和乙肝检测，告知并解释检测结果，提醒妥善保管检测报告，每次产检时要携带检测报告，以供就诊医疗机构参考。帮助服务对象将检测报告粘贴在母子健康手册上或保留在门诊病历中，以防丢失。产检机构如果未见到检测报告单，则视为未检测，立即进行检测。对于拒绝接受检测的，要详细记录电话、居住地，便于后续追踪动员检测。

产科以外的科室如妇科、保健科、皮肤科、内科等，对前来就诊的育龄妇女，建议将末次月经时间作为常规问诊内容，结合就诊育龄妇女症状判定是否怀孕，对可能怀孕的对象建议进行尿人绒毛膜促性腺激素（HCG）或血 HCG 检测以明确是否怀孕。对于已怀孕的对象可现场开具艾滋病、梅毒和乙肝检测，或转介至妇产科进行检测。对有条件的医疗机构，可在电子门诊病历中设置末次月经项，方便医生接诊时问询。

2. 村卫生室、乡镇卫生院/社区卫生服务中心

发挥基层卫生服务的优势，联合社会力量（如村医、母婴保健员、艾防员等），主动发现孕妇（如艾滋病疫情重点地区定期对育龄妇女提供早孕筛查服

务），发现孕妇后，督促其尽早进行产前检查，接受快速便捷的艾滋病、梅毒和乙肝检测。偏远地区部分基层医疗机构不能进行艾滋病、梅毒和乙肝检测，应建立转介检测机制，及时将孕妇转介到有能力的医疗机构进行检测。医生告知并解释检测结果。

3. 民营机构

参照县级及以上医疗机构，对前来就诊的孕妇进行艾滋病、梅毒和乙肝检测，若就诊机构不具备检测能力，则转介至就近检测点进行检测。针对前来仅进行 B 超检测的孕妇，要常规对其进行艾滋病、梅毒和乙肝检测。

（二）孕期艾滋病、梅毒和乙肝检测情况

对所有复诊的孕产妇，要查阅母子健康手册记录和艾滋病、梅毒和乙肝检测报告，了解其是否进行检测和检测结果。对于疫情较重地区或有高危行为的孕产妇，建议在孕晚期再次进行检测。高风险地区建议在孕早、中、晚期分别进行检测。

（三）为配偶/性伴提供预防信息，动员检测

告知孕产妇了解配偶/性伴感染状况的重要性，动员配偶/性伴检测。配偶/性伴检测能够降低性传播、母婴传播的风险，能促进感染孕产妇更好地利用干预措施并获得关怀与支持。

动员孕产妇配偶/性伴检测流程见图 2−1。

如果一方是感染者，建议全程正确使用安全套，减少家庭内传播风险。如果孕产妇未感染，而配偶/性伴为感染者，建议女方在孕期及哺乳期每月进行检测，并追踪检测结果。

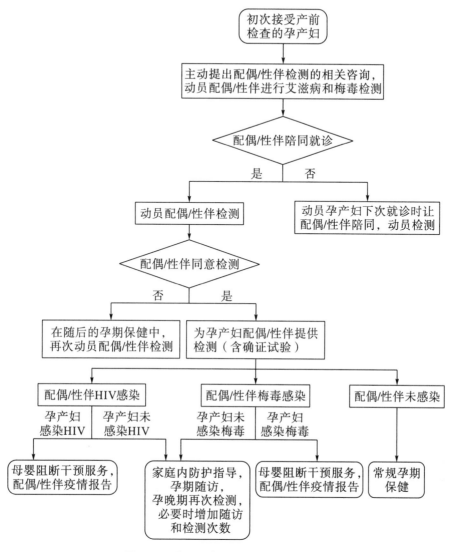

图 2-1 动员孕产妇配偶/性伴检测流程

注：艾滋病、梅毒感染孕产妇配偶/性伴为重点检测对象。

（四）关注特殊人群

重点关注孕晚期或临产时才到医院分娩的孕产妇。

对于临产住院的孕产妇，认真检查有关孕期保健资料，获得孕期保健情况。进行肝肾功能、凝血功能、血型、血常规、血糖、血脂、心电图、超声检查，输血前四项（艾滋病、丙肝、梅毒和乙肝）筛查。对于临产才寻求孕期保健服务、孕期未进行检测的孕产妇，立即进行艾滋病、梅毒和乙肝快速检测，确保 30 分钟内获得结果并提供咨询。对于高风险地区，无论孕期是否进行艾滋病、梅毒和乙肝检测，建议均立即进行艾滋病、梅毒和乙肝快速检测，并确保在 30 分钟内获得结果。对检测结果阳性者，帮助其及时采取干预措施。

二、结合婚前、孕前保健提供检测咨询

婚前保健服务有利于男女双方健康，促进婚姻生活和谐与家庭稳定。婚前保健和孕前保健均有利于下一代健康，有利于提高出生人口素质，是集医学检查、健康咨询和健康指导为一体的综合服务，是预防疾病传染的重要防线。

通过一对一咨询或主动告知，将预防艾滋病、梅毒和乙肝传播的信息传递给男女双方，帮助其理解和接受艾滋病、梅毒和乙肝检测，促进健康行为，预防育龄妇女感染。通过病史询问和了解婚检、孕检对象有无可疑症状及危险行为，对有危险行为者要特别强调艾滋病、梅毒和乙肝检测的意义，力争早发现感染者。对于检测发现的感染者，告知避免性传播的重要性，提出治疗及结婚、生育、备孕建议。对 HIV 感染者要评估感染状况，使其知情选择婚育，及时进行转介服务。

对于婚检双方出现不同的检测结果，医生要告知患病方，由患病方主动告知另一方，要强调婚前卫生咨询结果需要双方签字的要求。

将预防艾滋病、梅毒和乙肝知识作为新婚学校讲授的重要内容，通过播放视频、开办专题讲座、发放宣传资料等多种形式传递预防信息。

第三节　孕产妇艾滋病、梅毒和乙肝检测

一、艾滋病检测

参照《艾滋病和艾滋病病毒感染诊断》（WS 293—2019）和最新版《全国艾滋病检测技术规范》中临床诊断相关的检测策略进行孕产妇艾滋病检测。

（一）检测方法

孕产妇艾滋病检测方法包括抗体筛查试验和补充试验。

抗体筛查试验包括免疫凝集试验、免疫层析试验（ICA）、免疫渗滤试验（IFA）、酶联免疫吸附试验（ELISA）、化学发光免疫试验（CLIA）、抗体抗原联合检测试验等。

补充试验包括抗体确证试验和核酸检测试验。抗体确证试验包括免疫印迹试验（WB）、条带/线性免疫试验（RIBA/LIA）、间接免疫荧光试验（IFA）、免疫层析试验、免疫渗滤试验及特定条件下的替代试验。核酸检测试验包括核酸定性试验和核酸定量试验。

（二）检测流程

对初次接受产前检查的孕产妇，首先进行 HIV 抗体筛查试验。抗体筛查试验按照流程分为初筛试验与复检试验。初筛试验结果无反应，依据检测方法出具"HIV 抗体阴性"或"HIV 抗体抗原阴性"报告；初筛试验结果有反应，不能向孕产妇出具"HIV 抗体阳性"报告，必须进行复检试验。复检试验均无反应出具"HIV 抗体阴性"或"HIV 抗体抗原阴性"报告，复检试验有反应（均有反应或一个有反应一个无反应）则报告为"HIV 感染待确定"，不能出具"HIV 抗体阳性报告"，要尽快进一步做补充试验，并依据补充试验结果进行报告。

孕期艾滋病检测流程见图 2-2。

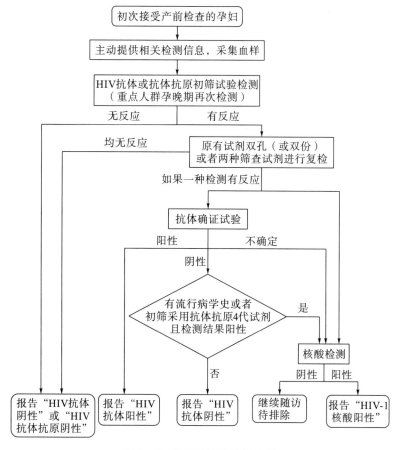

图 2-2 孕期艾滋病检测流程

注：1. 两种试剂可以是原有试剂加另一种试剂，也可以是两种不同试剂。

2. "有流行病学史或者初筛采用抗体抗原 4 代试剂且检测结果阳性"：两者有其一为"是"即为"是"，两者均为"否"才为"否"。

3. 每月进行抗体随访，3 个月后根据结果判断。

　　对临产时才寻求孕产期保健服务、HIV 感染状况不明确的孕产妇，尽快同时使用两种不同检测试剂（不同厂家或不同原理）进行筛查（30 分钟内出检测结果），根据筛查结果及时提供后续服务。

　　临产时艾滋病检测流程见图 2-3。

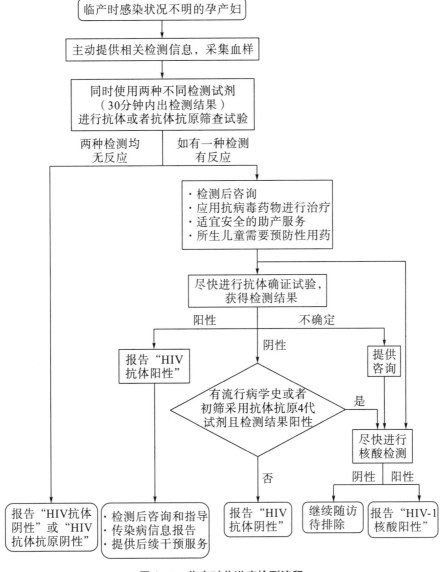

图 2-3　临产时艾滋病检测流程

　　注：1. 两种试剂可以是原有试剂加另一种试剂，也可以是两种不同试剂。

　　2. "有流行病学史或者初筛采用抗体抗原 4 代试剂且检测结果阳性"：两者有其一为"是"即为"是"，两者均为"否"才为"否"。

　　3. 每月进行抗体随访，3 个月后根据结果判断。

二、梅毒血清学检测

（一）检测方法

梅毒血清学检测包括梅毒螺旋体血清学试验和非梅毒螺旋体血清学试验。

1. 梅毒螺旋体血清学试验

常用方法包括梅毒螺旋体颗粒凝集试验（TPPA）、酶联免疫吸附试验、化学发光免疫试验、快速检测（RT）等。

2. 非梅毒螺旋体血清学试验

常用方法包括甲苯胺红不加热血清试验（TRUST）、快速血浆反应素环状卡片试验（RPR）等。

（二）检测流程

对初次接受产前检查的孕妇，应采用梅毒螺旋体血清学试验进行初筛。初筛结果呈阳性反应者，应用非梅毒螺旋体血清学试验进行复检，同时进行定量检测，确定其是否为梅毒感染孕产妇。

孕期梅毒检测流程见图 2-4。

对临产时梅毒感染状态未知的孕产妇，有条件的地区应当同时采用梅毒螺旋体血清学试验和非梅毒螺旋体血清学试验两类检测方法进行筛查。

临产时梅毒检测流程见图 2-5。

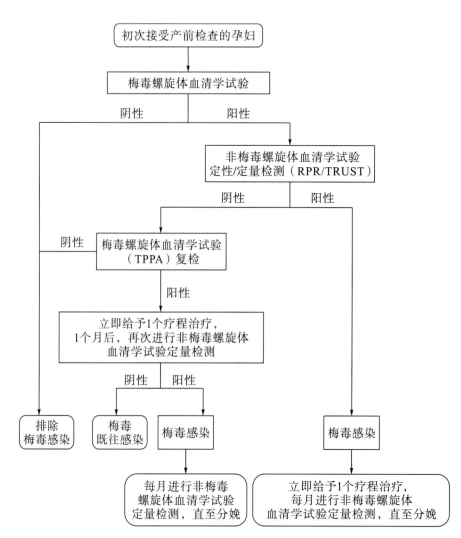

图 2-4　孕期梅毒检测流程

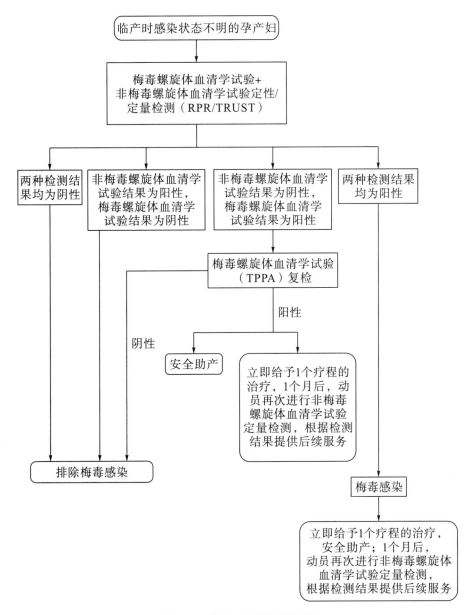

图 2-5　临产时梅毒检测流程

当梅毒螺旋体血清学试验未采用梅毒螺旋体颗粒凝集试验且结果为阳性、非梅毒螺旋体血清学试验结果为阴性时，需采用梅毒螺旋体颗粒凝集试验进行复检。

在梅毒感染孕产妇治疗随访过程中，特别是孕晚期或分娩前，应进行非梅毒螺旋体血清学试验定量检测，作为治疗效果评价和诊断所生儿童先天梅毒的依据。

三、乙肝检测

（一）检测方法

HBV 感染血清学标志物包括乙肝表面抗原（HBsAg）、乙肝表面抗体（抗－HBs）、乙肝 e 抗原（HBeAg）、乙肝 e 抗体（抗－HBe）、乙肝核心抗体（抗－HBc）。

检测方法包括酶联免疫吸附试验、化学发光免疫试验、胶体金标记免疫分析等。

推荐使用酶联免疫吸附试验为孕产妇进行检测。

（二）检测流程

对初次接受产前检查的孕产妇，应当为其提供 HBV 感染血清学标志物（"两对半"）检测，对临产感染状态不明的孕产妇，建议进行乙肝表面抗原快速检测，并出具检测报告。有条件的机构，建议为乙肝表面抗原阳性的孕产妇提供 HBV DNA 定量检测。

孕产妇乙肝检测流程见图 2-6。

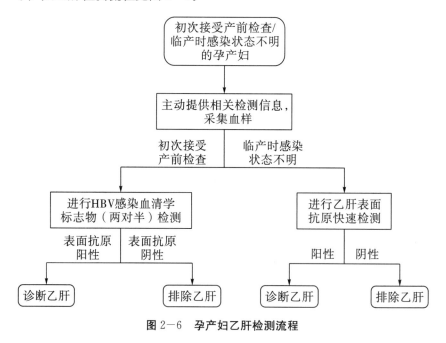

图 2-6　孕产妇乙肝检测流程

第四节　四川省艾滋病、梅毒和乙肝实验室管理

一、加强实验室管理

（一）规范管理制度和标准操作程序

按照《预防艾滋病、梅毒和乙肝工作规范（2020 年版）》和国家最新检测技术规范制定和完善艾滋病、梅毒和乙肝检测项目的管理制度和标准操作程序（SOP），应至少包括：①样本采集、运输及保存制度/流程；②检测方法及所需设备 SOP；③性能验证、室内质量控制、室间质量评价（室间比对）等。

1）现行技术规范、诊断标准及管理办法。

（1）《全国艾滋病检测工作管理办法》（2006 年）。

（2）《全国艾滋病检测技术规范》（2020 年修订版）。

（3）《HIV 抗体快速检测技术手册》（2011 年）。

（4）《艾滋病和艾滋病病毒感染诊断》（WS293—2019）。

（5）四川省相关文件包括《四川省卫生厅关于加强全省艾滋病检测实验室管理的通知》《四川省卫生厅关于加强艾滋病检测点建设的通知》《四川省卫生和计划生育委员会关于转发职业暴露感染 HIV 处理程序规定的通知》《四川省疾病预防控制中心关于进一步加强艾滋病抗体检测信息收集工作的通知》《四川省疾病预防控制中心关于进一步规范四川省艾滋病检测实验采样送检流程的通知》《四川省疾病预防控制中心关于进一步规范四川省艾滋病检测补充试验工作的通知》。

（6）《梅毒诊断标准》（WS273—2018）。

（7）《梅毒非特异性抗体检测操作指南》（WS/T491—2016）。

（8）《全国临床检验操作规程（第 4 版）》。

（9）相关支持性规范、标准、文件。

2）SOP。

（1）分析前、分析中、分析后全过程管理 SOP。

（2）"三病"检测项目 SOP。

（3）仪器设备 SOP。

3）原始记录。

（1）试验原始记录表应包含试剂信息（包括厂家、批号、有效期等）、使用设备信息、外部质量控制品信息、环境温湿度记录、检测结果、操作人员和复核人员姓名及检测日期等条目。

（2）原始记录保存时限要求：根据《病原微生物实验室生物安全管理条例》

（2018 年修正版）第三十七条规定，艾滋病原始记录保存 20 年。根据《医疗机构临床实验室管理办法》（2020 年修订版）第三十二条规定，梅毒、乙肝原始记录至少保存 2 年。

4）仪器设备档案。

（1）实验室仪器设备一览表。

（2）仪器设备终身档案：仪器说明书、仪器配件管理（配件品类及摆放位置）。

（3）仪器设备记录：检定和校准记录（至少保留 3 年）、使用和维护记录（至少保留 3 年）、设备维修记录、设备报废记录。

5）人员档案。

（1）人员健康档案管理：每年定期检测，并保留检测结果。

（2）人员资质、培训及复训记录：检验人员资格证书，检测人员艾滋病检测上岗证书、技能培训证书或培训记录，复训计划及实施记录。

6）质量控制（至少保留 3 年）。

（1）艾滋病、梅毒和乙肝室间质量评价计划。

（2）室间质量评价全套资料：报名、样本接收单、检测原始记录、结果汇报表、成绩证书、出现问题时的原因分析及整改措施。

（3）室内质量控制资料：ELISA/CLIA 检测质量控制图、快速检测外部质量控制记录、RPR/TRUST 定性和半定量试验外部质量控制记录、发现质量控制结果失控时查找原因及采取纠正措施记录。

7）试剂档案。

每批次试剂出厂合格证明，艾滋病、梅毒和乙肝试剂出入库记录。

8）实验室技术指导记录。

9）检测结果反馈流程及信息共享机制（文件资料或流程图）。

（二）严格进行实验室生物安全管理

制定并严格执行实验室生物安全管理制度，样本储存、保管和转运安全合理，废弃物处置符合国家和四川省有关工作要求，危险废弃物处置、安全调查记录按照有关规定期限保存并可查阅。落实预防职业暴露相关工作，生物安全设施、职业暴露急救品等物资配备齐全。

1）预防职业暴露。

（1）参加艾滋病、梅毒和乙肝检测的工作人员每年需检测以下项目：HIV 抗体、梅毒螺旋体抗体、乙肝血清学五项、HCV 抗体，并保留最近一次本底血清及检测结果。

（2）本底血清检测结果乙肝表面抗原及乙肝表面抗体均为阴性的，敦促其接种乙肝疫苗，并保留其乙肝表面抗体转阳记录。

（3）依据《慢性乙型肝炎防治指南》（2019 年版），对意外 HBV 暴露但未接种过乙肝疫苗，或虽接种过乙肝疫苗但抗－HBs 小于 10mIU/mL 或抗－HBs 水平不详者，应立即注射乙肝免疫球蛋白（HBIG）200～400IU，同时在不同部位接种 1 针乙肝疫苗（20μg），于 1 个月和 6 个月后分别接种第 2 针和第 3 针乙肝疫苗（20μg）。各医疗保健机构应根据需要适当储备乙肝免疫球蛋白及疫苗。

（4）根据《四川省卫生和计划生育委员会关于转发职业暴露感染 HIV 处理程序规定的通知》，加强 HIV 职业暴露的预防、规范处理和信息上报。

（5）各级医疗保健机构要按照现行规范制定本机构内部操作性强的处理职业暴露的 SOP 及流程图，确保每位涉及职业暴露风险的工作人员均能熟练掌握。

2）实验室使用空间应充足，采血区、实验室及办公区域要有分隔，禁止在实验室内饮食。

3）生物安全二级实验室内必须配置洗眼器，条件受限的实验室可以用洗瓶代替洗眼器，并配备有效期内的生理盐水。

4）配置并规范使用高压灭菌器，实验室感染性废弃物未经高压处理不得运输，应有废弃物处理记录。

5）实验室人员操作时必须做好个人防护，穿戴防护服、口罩、帽子和手套等。

6）实验室按照国家规定做好阳性血清的保藏、运输和处置，做好医疗废弃物的处置。

（三）优化孕产妇及所生儿童筛查和检测流程

优化孕产妇及所生儿童艾滋病、梅毒和乙肝检测工作流程，如阳性标本复检流程、临产寻求孕产保健服务孕产妇检测流程等，实现闭环管理。建立孕产妇检测绿色通道，及时明确孕产妇感染状态。规范感染孕产妇相关辅助检测和结果反馈，如 CD4＋T 淋巴细胞计数、HIV－1 病毒载量、HBV DNA 定量检测等。

二、加强实验室质量控制

（一）室内质量控制

规范开展艾滋病、梅毒和乙肝检测项目的室内质量控制，确保检测结果准确可靠。质量控制物必须包括弱阳性水平，做好质量控制结果记录。规范存放室内质量控制记录、质量控制报告、失控后处理记录和原因分析、整改措施等相关文档痕迹资料。

1. 血清学检测的统计学室内质量控制

酶联免疫吸附试验（ELISA）、化学发光免疫试验（CLIA）等通过测量值来表达结果的血清学检测方法，应采用统计学室内质量控制。

1）ELISA 检测临床样本时，每一批都必须按照试剂说明书要求检测同批号试剂盒中的内部对照，若内部对照结果无效，必须重新试验。内部对照是指试剂盒内提供的阳性和阴性对照，用于判断每次实验的有效性，不能作为室内质量控制品使用。

2）每批实验必须同步检测外部质量控制品，若外部质量控制品检测结果出现失控，必须分析失控原因，采取纠正措施和预防措施。外部质量控制品不是试剂盒组分，是为了监控检测可重复性而设置的，定值必须为弱阳性，可以购买或实验室自行制备。

3）质量控制数据用 Levey－Jennings 质量控制图表示：外部质量控制品的均值和标准差应建立在实验室常规使用方法对外部质量控制品重复测定的基础上。一般要求在不同批次检测取得至少 20 个数据；如果仅做少量批次的检测，至少做 5 个批次的检测，每个批次中不少于 4 个质量控制血清测定结果，以建立一个临时性均值和标准差，当达到 20 批次数据后，替代临时性均值和标准差。

（1）算术平均值（$\bar{x}$）：代表一组质量控制品测定 S/CO 值的均值。为了统计学上有显著性意义，应该采用至少 20 次（天）测得的外部对照质量控制品 S/CO 值计算平均值。

（2）标准差（s）：是描述样本与均数之间离散程度的一个指标，是与质量控制品 S/CO 值均值有关的预期范围。一组 S/CO 值的标准差以 s 表示。

（3）变异系数（cv）：是反映各次 S/CO 值相对于均值离散程度的一个指标，可以用来衡量检测的可重复性或精密度。

（4）控制限：由实验室根据对外部质量控制品检测结果的均值和标准差来确定。例如，按照 1_{2s} 质量控制规则，控制限为外部质量控制品 S/CO 均值加减 2 个标准差；按照 1_{3s} 质量控制规则，控制限为外部质量控制品 S/CO 均值加减 3 个标准差。

4）质量控制数据用"即刻法"质量控制表示：如果仅做少量批次或试剂更换频繁、试剂效期短的检测，也可使用"即刻法"质量控制，当达到 20 批次数据后，替代临时性均值和标准差。"即刻法"质量控制是在对同一批外部质量控制品连续测定 3 次后，即可对第 3 次及以后检验结果进行质量控制。"即刻法"只能在前 20 次内使用，超出可采用 Levey－Jennings 质量控制图。

具体计算方法如下：

（1）将质量控制品测定值从小到大排列：X_1，X_2，$X_3 \cdots X_n$（X_1 为最小

值，X_n 为最大值）。

（2）计算 $\bar{x}$ 和 s。

（3）计算 SI 上限值和 SI 下限值。

$$SI\ 上限 = \frac{X_{最大值} - \bar{x}}{s}$$

$$SI\ 下限 = \frac{\bar{x} - X_{最小值}}{s}$$

（4）将 SI 上限、SI 下限与 SI 值表（表 2-1）中的数字比较：当 SI 上限和 SI 下限小于 N_{2s} 时表示处于控制范围内，可以继续测定，继续重复以上各项计算；当 SI 上限和 SI 下限有一值处于 $N_{2s} \sim N_{3s}$ 之间时说明该值在 $2s \sim 3s$ 范围，处于"警报"状态；当 SI 上限和 SI 下限有一值大于 N_{3s} 时说明该值已在 $3s$ 范围之外，属"失控"。

表 2-1　SI 值表

N	N_{3s}	N_{2s}	N	N_{3s}	N_{2s}
3	1.16	1.15	12	2.55	2.29
4	1.49	1.46	13	2.61	2.33
5	1.75	1.67	14	2.66	2.37
6	1.94	1.82	15	2.71	2.41
7	2.10	1.94	16	2.75	2.44
8	2.22	2.03	17	2.79	2.47
9	2.32	2.11	18	2.82	2.50
10	2.41	2.18	19	2.85	2.53
11	2.48	2.23	20	2.88	2.56

（5）实验室在报告结果之前必须先评价质量控制数据，可通过图形记录的检查或由计算机审核结果来决定，常用质量控制规则是 1_{2s} 和 1_{3s} 规则。

警报（1_{2s}）：当外部质量控制品的 S/CO 值超出 $\bar{x} \pm 2s$ 范围时，系统处于警报状态，应予注意，是否可以继续检测需要进一步观察。若将 1_{2s} 作为失控标准，有较高的假失控概率，所以一般不采用。

失控（1_{3s}）：当外部质量控制品的 S/CO 值超出 $\bar{x} \pm 3s$ 范围时，系统处于失控状态，本次实验结果不能被接受，可能是系统误差、随机误差或外部质量控制品稳定性下降所致。

出现下列情况时，应暂停检测并查找原因：出现一次超出 $3s$ 范围的变化；

连续两次出现同一方向超出 $2s$ 范围的变化；连续 4 次出现同一方向超出 $1s$ 范围的变化；连续 10 次结果都在 $1s$ 范围内，但落在均值线的同一侧。

2. 血清学检测的非统计学室内质量控制

各种快检方法以及 RPR、TRUST、TPPA、FTA－ABS、WB 等采用肉眼直接阅读结果，其室内质量控制采用非统计学方法。

1）使用自带质控带的试剂时，每次均应先观察试剂自带质控带的反应情况以及检测区背景。质控带是试剂自带的内部过程质量控制，说明实验操作全部完成并且实验所用材料处于工作状态，而清洁的检测区背景则是内部阴性过程质量控制。如果实验完成后未出现质控带，说明试剂内质量控制无效，该实验结果无效，样本必须重检。

2）下列情况必须同步检测外部质量控制品：更换试剂批号、更换检测人员、更换包装、更换试剂厂家。外部质量控制品可采用商用质量控制品或自制质量控制品。建议每个检测日至少检测一次外部质量控制品（包括阳性和阴性质量控制品），如果日检测量大于 50 份样本，至少应做两次质量控制。

3）出现以下问题，提示存在质量隐患，应引起重视：运输包装、内盒或试剂盒的物理损伤；在单包装内存在混杂物质；标签出现错误、缺失或字迹模糊（特别是产品名称或出产厂家名称、批号和货号、失效期和生产日期）；缺失目录；泄漏或污染；不适宜的存放条件；保护包装纸破损或污染；未达到质量控制标准（阳性/阴性控制结果以及质控带出现与否等）。

（二）室间质量评价

艾滋病、梅毒和乙肝检测项目按要求参加国家或省级相关机构组织的室间质量评价（或能力验证），规范档案管理。室间质量评价不合格的项目，及时查找原因并纠正。

（三）外送检测的质量管理

项目外送第三方检测的医疗机构定期收集备份第三方检测机构的实验室资质、人员资质、仪器设备、试剂耗材、检测流程、室内质量控制和室间质量评价等质量体系文件及运行情况资料，确保检测质量准确可靠。

三、保障实验室检测物资

合理制订试剂耗材等物资计划，加强供应链管理，规范储备和运送。建立试剂耗材调配应急机制，确保试剂耗材及时、足量供应。规范试剂耗材出入库登记，定期检查库存和试剂有效期，核查储存环境，避免断货及浪费现象。实验室做好试剂使用前性能验证，对试剂进行评估和技术验收，规范试剂应用。助产机构除配备常规检测试剂外，还应配备快速检测试剂。

四、提高实验室服务能力及服务质量

实验室和检测人员具备相应资质，加强实验室检测人员上岗前和在岗期间培训，培训内容涵盖生物安全、标准操作、质量控制、信息安全等。定期对实验室检测人员进行能力考评。实验室应配备检测所需的仪器、设备、耗材，按规定对仪器、设备进行定期维护、校准，建立完整的仪器、设备档案。

五、强化实验室信息管理

规范实验室信息登记、报告和质量控制等数据管理制度和程序。做好艾滋病、梅毒和乙肝检测报告的审核工作，健全实验室结果反馈流程和信息共享机制，对于临产时感染状态不明孕产妇确保 30 分钟内获得检测结果。加强实验室检测数据信息的隐私保护和信息安全管理，做好所有检测对象的隐私保护，尤其是阳性结果的登记、报告与处理。

六、加强实验室监督管理

参照《消除艾滋病、梅毒和乙肝母婴传播实验室管理质量控制表（2023 年版）》，定期对实验室管理、质量控制、物资耗材与信息安全等情况进行自我检查，针对发现的质量问题或者安全隐患及时整改。

第三章　预防艾滋病、梅毒和乙肝
母婴传播技术

第一节　预防艾滋病母婴传播

一、艾滋病感染孕产妇抗病毒药物应用及随访管理

预防艾滋病母婴传播的关键措施之一是感染孕产妇应用抗逆转录病毒药物进行治疗。该抗病毒药物能够抑制病毒复制，减少体内病毒数量。

抗逆转录病毒治疗（抗病毒治疗，Anti-retroviral Therapy，ART）是联合应用抗病毒药物的治疗方法。通常联合应用三种或三种以上的药物进行抗病毒治疗。病毒抑制效果好能减少 HIV 相关疾病（如机会性感染）的发生和死亡，延长寿命。孕产妇在孕期、临产或分娩、产后全程坚持抗病毒治疗，能降低母体病毒载量，减少母婴传播风险；能改善孕产妇健康状况，使其能够更好地照顾孩子和家庭；能预防配偶/性伴间 HIV 的传播。

（一）孕产妇抗病毒治疗方案

对于育龄期 HIV 感染女性，不论血浆病毒载量或 CD4＋T 淋巴细胞计数水平如何，均应尽早启动并终身进行抗病毒治疗。特别是妊娠以及准备妊娠的 HIV 感染女性均应尽早启动抗病毒治疗，并在整个孕期维持病毒载量低于检测下限，以防止母婴传播。

一旦新发现艾滋病感染孕产妇，应让其立即开始服用三联抗病毒药物，规范进行抗病毒治疗，可以大大降低母婴传播发生的风险。

1）对于孕期首次发现 HIV 感染的孕产妇，应当立即给予抗病毒治疗，可选择以下三种方案中的任意一种，也可根据实际情况进行调整。

方案一：替诺福韦（TDF）＋拉米夫定（3TC）＋洛匹那韦/利托那韦（LPV/r）。

方案二：替诺福韦（TDF）＋拉米夫定（3TC）＋依非韦伦（EFV）。

方案三：齐多夫定（AZT）＋拉米夫定（3TC）＋洛匹那韦/利托那韦（LPV/r）。

2）孕前已接受抗病毒治疗的孕产妇，根据病毒载量检测结果对病毒抑制效果进行评估。如病毒载量小于 50copies/mL，可保持原治疗方案不变；否则，酌情调整抗病毒治疗用药方案。

3）对于孕晚期（孕 28 周之后）发现的艾滋病感染孕产妇，有条件的情况下推荐使用：替诺福韦（TDF）＋拉米夫定（3TC）/恩曲他滨（FTC）＋整合酶抑制剂。

抗病毒药物种类和服用剂量详见表 3-1。

表 3-1　抗病毒药物种类和服用剂量

药物	单次剂量	使用方法
AZT	300mg	1 天 2 次
3TC	300mg	1 天 1 次
LPV/r	200mg/50mg/片，2 片	1 天 2 次
TDF	300mg	1 天 1 次
EFV	600mg	1 天 1 次
ABC	300mg	1 天 2 次
AZT/3TC	300mg/150mg/片，1 片	1 天 2 次
TDF/FTC	300mg/200mg/片，1 片	1 天 1 次
RPV	25mg	1 天 1 次
DTG	50mg	1 天 1 次
RAL	400mg	1 天 2 次

（二）孕产妇抗病毒治疗的相关检测

孕产妇抗病毒治疗用药前、用药过程中应进行相关检测，评估孕产妇感染状况，确定用药方案和监测治疗效果。

1）用药前：进行病毒载量、CD4＋T 淋巴细胞计数及其他相关检测（包括血常规、尿常规、肝肾功能、血脂、血糖等）。

2）用药过程中：每 3 个月进行 1 次 CD4＋T 淋巴细胞计数及其他相关检测（包括血常规、尿常规、肝肾功能、血脂、血糖等）。

3）病毒载量检测：常规在孕早、中、晚期进行 3 次检测，必要时增加检测次数，孕晚期建议在孕 34 周至 36 周时检测，以便决定分娩方式以及新生儿抗病毒服药方案。

4）有条件的地区建议服用抗病毒药物前、服药满半年时进行耐药检测，以早期发现耐药并及时处理。

（三）几种特殊情况下的抗病毒药物应用

1）艾滋病感染孕产妇合并贫血：贫血常见于孕产妇，艾滋病、贫血可能同时发生，彼此相互作用，导致个体病情恶化。当血常规血红蛋白低于 90g/L，或中性粒细胞计数低于 0.75×10^9/L 时，建议不选或停用 AZT 治疗方案，并进行纠正贫血等治疗。

2）艾滋病感染孕产妇合并活动性结核病：合并活动性结核病的艾滋病感染孕产妇应尽早进行抗病毒治疗。如果正在接受抗病毒治疗的孕产妇感染了结核病，应继续抗病毒治疗。但由于药物的相互作用（一些抗病毒药物与利福类药物有相互作用），可能需要替换抗病毒药物，以 EFV 为基础的方案是同时患有结核病和 HIV 感染者推荐的一线方案。

3）艾滋病感染孕产妇合并乙肝：应同时治疗两种病毒感染，包括两种抗 HBV 活性的药物。优先选择 TDF＋3TC＋EFV 或 LPV/r 方案，在应用 TDF 之前，需进行肾功能检测和评估。孕期应每月检测一次肝功能。

4）艾滋病感染孕产妇合并丙肝：目前由于缺乏在孕妇中使用 HCV 抗病毒药物的安全性数据，不建议在孕期对 HCV 进行治疗。孕期应每月检测一次肝功能。

（四）艾滋病感染孕产妇用药管理

1）为感染孕产妇提供抗病毒治疗的咨询，提高依从性。依从性是抗病毒治疗发挥作用的关键因素，如果漏服药物，HIV 可再次开始复制，并导致疾病进展，HIV 的传播风险增加，抗病毒药物的耐药风险也增加。应充分告知感染孕产妇在孕期服用抗病毒药物预防母婴传播的重要意义。在未经干预的情况下，HIV 母婴传播率可达 15％～45％。通过孕期抗病毒治疗、安全助产、儿童预防性抗病毒服药、科学喂养等综合措施的实施，HIV 母婴传播率可下降到 2％以下。随访人员应在抗病毒治疗开始前反复强调，治疗过程中不断强化依从性教育。

2）观察孕产妇有无艾滋病相关临床症状和体征，以及药物不良反应，如发热、咳嗽、腹泻、恶心、呕吐、乏力等。治疗过程中如果出现不良反应或并发症，可根据实际情况调整用药方案，必要时转上级抗病毒定点医疗机构处置。

3）在分娩结束后，艾滋病感染孕产妇无需停药，继续进行抗病毒治疗。

二、安全助产服务

（一）入院待产

孕期提供充分的咨询，告知住院分娩对保护母婴安全和预防艾滋病母婴传播的重要作用，帮助感染孕产妇及其家人尽早确定分娩医院，分娩前及时到县级医疗机构入院待产，高风险地区可提前15天至县妇幼保健计划生育服务中心的科学喂养中心/科学喂养室入院待产。

若出现产科情况，立即前往县级以上医疗机构住院分娩。

无产科情况，但具备以下任意一条，建议孕 $37\sim37^{+6}$ 周入院待产：①孕32周后 HIV RNA（病毒载量结果）大于 1000copies/mL；②孕期无 HIV RNA 检查结果（无论是否进行抗病毒治疗）。

入院后即查 HIV RNA，并尽快获取结果，根据结果选择分娩方式。

（二）艾滋病感染孕产妇的安全分娩

1. 产科处理原则

HIV 感染不作为实施剖宫产的指征。对于孕早、中期已经开始抗病毒治疗、规律服用药物、没有艾滋病临床症状或孕晚期病毒载量小于或等于 1000copies/mL，或已经临产的孕产妇，不建议施行剖宫产，应避免紧急剖宫产。

在评估不同分娩方式的风险和益处时，除了要考虑母婴阻断干预的效果，也要兼顾孕产妇和新生儿可能出现的并发症和死亡的风险以及康复时间等因素。

2. 分娩方式选择

1）阴道分娩：一般情况下，已临产或孕晚期 HIV 病毒载量小于或等于 1000copies/mL，且没有剖宫产指征的孕产妇，可选择阴道分娩。

（1）产时应避免产科损伤性操作，尽量缩短产程，避免强宫缩，缩短胎膜早破时间。避免产科损伤性操作主要指宫内胎儿头皮电极监测、会阴侧切、人工破膜、产钳或吸引器助产等。

（2）接生时应注意保护会阴，防止会阴裂伤，当胎头娩出后，接生者右手应注意保护会阴，不要急于娩出胎肩，而应先以左手自胎儿鼻根向下颏挤压，充分挤出口鼻内的黏液和羊水，以减少新生儿感染机会。

（3）胎膜破裂时间过长，超过4小时可能会增加母婴传播的风险。如果出现胎膜早破或临产早期出现胎膜破裂，应积极处理，缩短产程。

2）剖宫产分娩：

（1）分娩前 HIV RNA 大于 1000copies/mL（若无该时段检测结果，则以孕 32~34周结果为准）；孕期抗病毒治疗时间不足1个月，HIV RNA 未知的感染孕产妇建议选择剖宫产。

（2）感染孕产妇选择性剖宫产宜选在孕 38 周，可以减少临产后或胎膜早破后剖宫产的概率，从而降低 HIV 母婴传播率。

（3）准确估计妊娠周数。对不明末次月经时间，未做孕早期胚胎或胎儿 B 超监测的孕产妇，需要医生反复核对孕周，精确推算妊娠时间，决定选择性剖宫产时间，以避免医源性早产。

（三）临产时 HIV 感染状态不明的孕产妇处理流程

1）入院后尽快抽血，同时使用两种不同检测试剂进行 HIV 抗体或 HIV 抗体抗原筛查试验，30 分钟内获取检测结果。

2）如果两种检测试剂结果均无反应，产程处理同未感染 HIV 孕产妇。

3）如果两种检测试剂结果均有反应或一有反应一无反应，当作可疑感染者处理，进行检测后咨询，沟通签字，口服抗病毒药物；同时，立即抽血进行确证试验，以尽快明确孕产妇感染状态。

（1）选择适宜的分娩方式：宫缩不规律或胎膜早破时间不到 4 小时，选择剖宫产；已出现规律宫缩或胎膜早破时间超过 4 小时，则阴道分娩。

（2）产程操作中注意事项同 HIV 感染者。

（3）所生儿童抗病毒服药同 HIV 高暴露风险儿童。

4）孕产妇确证 HIV 感染，继续采取母婴阻断干预措施；排除 HIV 感染，终止母婴阻断干预措施。

三、新生儿出生时的处理

新生儿出生后，减少与母亲血液和液体接触的机会。

1）新生儿出生时，有条件的换台下巡回护士处理新生儿；无条件的则接生者换手套再处理新生儿，同时将新生儿放置于复苏台上保暖。

2）新生儿娩出后，及时清除新生儿皮肤黏膜、鼻腔、口腔等处的母血、羊水及分泌物。有条件的用洗耳球清理呼吸道以减少呼吸道黏膜损伤。

3）用流动的温水清洗新生儿，手法应轻柔，避免损伤新生儿皮肤和黏膜。若无条件，可用湿纸巾清洗新生儿皮肤、黏膜。

4）新生儿出生后注意保暖。

5）新生儿脐带处进行严格消毒。

四、HIV 暴露婴儿风险评估和药物预防

（一）感染孕产妇所生儿童母婴传播风险评估

对所有的感染孕产妇及所生儿童进行母婴传播风险评估，以确定儿童预防治

疗方案。风险评估依据孕产妇抗病毒治疗、实验室检测等情况，将所生儿童分为高暴露风险儿童和普通暴露风险儿童。

符合以下条件之一的孕产妇所生儿童为艾滋病高暴露风险儿童。

1）感染孕产妇孕晚期 HIV 病毒载量大于 50copies/mL。

2）感染孕产妇无孕晚期 HIV 病毒载量检测结果，孕期抗病毒治疗不足 12 周。

3）孕产妇临产时或分娩后 HIV 初筛试验阳性。

其他为普通暴露风险儿童。

（二）儿童抗病毒治疗方案

1. 普通暴露风险儿童抗病毒治疗方案

普通暴露风险儿童应当在出生后 6 小时内尽早开始服用抗病毒药物，可以选择以下两种方案中的任意一种（表 3-2 和表 3-3）。如选择母乳喂养，应当首选奈韦拉平（NVP）方案。

表 3-2 普通暴露风险儿童预防用药建议剂量：奈韦拉平（NVP）

出生体重	用药剂量	用药时间
≥2500g	NVP 15mg（即混悬液 1.5mL），每天 1 次	婴儿应服药至出生后 4 周
<2500g 且≥2000g	NVP 10mg（即混悬液 1.0mL），每天 1 次	
<2000g	NVP 2mg/kg（即混悬液 0.2mL/kg），每天 1 次	

表 3-3 普通暴露风险儿童预防用药建议剂量：齐多夫定（AZT）

出生体重	用药剂量	用药时间
≥2500g	AZT 15mg（即混悬液 1.5mL），每天 2 次	婴儿应服药至出生后 4 周
<2500g 且≥2000g	AZT 10mg（即混悬液 1.0mL），每天 2 次	
<2000g	AZT 2mg/kg（即混悬液 0.2mL/kg），每天 2 次	

2. 高暴露风险儿童抗病毒治疗方案

高暴露风险儿童应在出生后 6 小时内尽早开始服用三联抗病毒药物至出生后 6 周（表 3-4）。

出生后 2 周内：齐多夫定（AZT）+拉米夫定（3TC）+奈韦拉平（NVP）。

出生 2 周后至 6 周：齐多夫定（AZT）+拉米夫定（3TC）+ 洛匹那韦/利托那韦（LPV/r）。

表3－4　高暴露风险儿童预防用药建议剂量

年龄 体重	AZT		3TC		NVP	LPV/r
	胎龄＜35周 (2mg/kg)	胎龄＞35周 (4mg/kg)	＜4周龄 (2mg/kg)	＞4周龄 (4mg/kg)	＜2周龄 (6mg/kg)	＞2周龄 (16/4mg/kg)
	每天2次，每次用药剂量					
2kg～	1mL	2mL	1mL	－	2mL	1.0mL
3kg～	1mL	2mL	1mL	－	3mL	1.0mL
4kg～	2mL	3mL	2mL	3mL	3mL	1.0mL
5kg～	2mL	3mL	2mL	3mL	－	1.5mL
6.0～6.9kg	2mL	4mL	－	3mL	－	1.5mL

注：应根据胎龄、儿童周龄和体重变化及时更换药物和调整药物剂量。

（三）婴儿给药注意事项

1）喂服药物用具包括奶嘴、喂药器或小勺、注射器（去除针头）。可将药液放置在奶嘴中，通过新生儿的吸吮动作将少量药液吸入口中，待吞咽后将奶嘴取出。

2）服药后1小时内呕吐，则再给药一次。

3）每日按时按量，或遵医嘱。

4）药品保存在清洁、干燥的环境，避免阳光直射。

5）对于艾滋病感染孕产妇所生高暴露风险儿童，应在其服药后2周及4周时进行血常规、肝肾功能检测。发现异常者，及时处理。

6）如婴儿出现严重不良反应，应及时联系辖区妇幼保健机构随访负责人，由随访负责人协调相关机构会诊。

五、艾滋病感染孕产妇所生儿童喂养指导

对艾滋病感染孕产妇所生儿童给予科学、适宜的喂养指导，旨在避免不当喂养行为导致营养不良、腹泻和呼吸道感染的风险。医务人员应当根据艾滋病感染孕产妇及其家人的婴儿喂养知识和技能、可接受性、可负担性、可持续性、获得专业指导的可及性等条件进行综合评估，给予科学的喂养指导，保障婴儿健康饮食和营养充足，提倡人工喂养。

（一）咨询与评估

在孕晚期可参考《婴儿喂养的咨询清单》进行婴儿喂养的咨询（表3－5）。

表3-5　婴儿喂养的咨询清单

编号	咨询内容	
1	解释通过喂养发生 HIV 母婴传播的风险	
2	解释不同喂养方式及其优缺点	
3	了解艾滋病感染孕产妇的家庭情况	
4	与艾滋病感染孕产妇讨论并帮助其知情选择合适的喂养方式	
5	考虑她的家人和朋友可能会向她询问的问题，并考虑如何回答	
6	确认艾滋病感染孕产妇/母亲知道如何进行婴儿喂养	婴儿配方奶粉
		纯母乳喂养
7	如果可能的话，提供至少 2 年的随访咨询和支持	产后访视
		监测婴儿生长发育
		检查婴儿是否有 HIV 感染的症状、体征，及时早期诊断
		检查喂养情况
		判断是否需要改变喂养方式
8	当婴儿长大时	讨论婴儿 6 个月到 2 岁时的喂养方式
		适合的食物
		准备食物时的卫生
		生病婴儿的喂养
		婴儿满 18 个月时 HIV 抗体检测

（二）人工喂养和纯母乳喂养需具备的条件（表3-6）

表3-6　人工喂养和纯母乳喂养需具备的条件

人工喂养需具备的条件	纯母乳喂养需具备的条件
• 家庭成员均接受人工喂养 • 抚养人能正确冲调奶粉和消毒奶瓶 • 抚养人能及时获得足量奶粉并正确储存 • 出生后 6 个月内完全配方奶粉喂养 • 抚养人能及时获得医务人员的喂养指导 • 婴儿能及时获得综合儿童保健服务 • 禁止给婴儿喂食母乳	• 母亲在喂奶期间持续进行抗病毒治疗 • 母亲病毒载量控制在检测不出水平 • 婴儿 6 个月龄内不喂食任何其他液体或固体食物（包括水） • 禁止咀嚼食物（如荞面饼）后喂食婴儿 • 指导母亲正确进行母乳喂养和乳房护理

注：无论选择人工喂养还是纯母乳喂养，均需满足表格内所有条件，并且 6 月龄内禁止给婴儿添加辅食。

（三）人工喂养

1. 评估是否适宜

是否被当地习俗接受、切实可行。在人工喂养时，家庭、邻居或朋友可能有所质疑，猜测到其疾病感染状态。可持续的人工喂养，要求保证母亲在人工喂养时不遭到家庭成员和周围人的歧视和非议。

替代品供给能否得到保障。保证获得足够的既营养（能满足婴儿生长发育需要）又安全（母乳替代品、配置过程以及用品不会受到污染）的母乳替代品。替代品包括配方奶、新鲜牛奶、泥糊状食物。

是否及时获得有效咨询指导。医务人员能指导母亲以及其他抚养人掌握人工喂养相关知识，包括人工喂养的重要性，选择母乳替代品需要关注保质期，母乳替代品的储存方法、配制方法、清洁卫生等。

是否具备必需的卫生和生活条件。保证生活水源，饮用水清洁、达标。家庭具备煮沸条件，具备奶瓶等喂养用具，具有流动水洗手等条件。

母亲是否完全退奶。若母亲未完全退奶，就存在混合喂养的可能，将增加HIV 母婴传播风险。对于经充分咨询，知情同意选择了人工喂养的母亲，建议分娩医院为感染 HIV 的产妇提供及时且有效的退奶措施。

2. 正确的人工喂养

1）冲调奶粉：

（1）清洁双手，取出已消毒好的备用奶瓶。

（2）参考奶粉包装上的用量说明，按照婴儿需要的奶量，将适量的温水（40～45℃）加入奶瓶或杯子中冲调奶粉。

（3）用奶粉专用计量勺取适量奶粉（刮平）放入奶瓶或杯子中摇匀。

（4）将配好的奶滴几滴到手腕内侧，感觉温热时便可给婴儿食用。

（5）冲调好的配方奶在室温下放置不能超过 1 小时。

（6）剩余配方奶应倒掉，不宜再次喂婴儿。

（7）彻底清洗喂养和冲调用具。

2）杯子/奶瓶的清洗：

（1）清洁双手。

（2）将剩余奶液倒掉。

（3）用流动水冲洗杯子或奶瓶。

（4）用奶瓶刷洗杯子或奶瓶各个角落。

3）杯子/奶瓶消毒——煮沸法：

（1）准备一个不锈钢煮锅，装入冷水，水深度以完全覆盖奶具为宜。

（2）将杯子/奶瓶瓶身放入锅内，等待煮沸（玻璃奶瓶和冷水一起放入煮锅，塑料奶瓶待水开后再放入煮锅），水开后继续煮沸。

（3）水沸后5~10分钟放入奶嘴、瓶盖等，再煮3~5分钟。

（4）水凉后，用奶瓶夹取出奶嘴、瓶盖等，放在干净的器皿上倒扣晾干，放置于通风干净处，盖上纱布或盖子。

（5）奶瓶每次用完都应该清洗并用开水淋烫。

（6）奶瓶每天至少消毒一次。

3. 注意事项

1）出生后至6月龄，每天喂奶6~8次。

2）每次喂奶时间不超过1小时。奶粉配制后若1小时之内不能喂完，不再继续喂，以避免长时间放置被污染。

3）每次喂完奶，应及时清洗奶瓶。

4）正确认识、理解和处理婴儿的各种反应（如腹泻、皮疹等）。

4. 喂养监测和随访

1）是否坚持人工喂养，是否能保证安全地喂养，是否按要求配制奶粉。

2）婴儿生长发育情况，喂奶量和喂奶次数，大小便情况（性状、颜色、次数）。

3）了解母乳替代品的成分和花费。保证母亲能够坚持人工喂养6个月以上。

4）让母亲现场进行奶粉配制，检查是否正确。

5）为母亲提供人工喂养书面指导意见。

（四）纯母乳喂养

纯母乳喂养是指只喂养母乳，不给婴儿添喂除药品外的其他任何液体或固体食物（包括水）。6月龄后，应逐步添加辅食。

纯母乳喂养要点：

1）母乳喂养期间规范服用抗病毒药物，是预防母婴传播的关键。一旦实施母乳喂养，HIV感染母亲应持续服用抗病毒药物，尽量使病毒载量控制在检测不出水平。

2）母乳喂养期间要加强随访并提供指导，杜绝混合喂养情况。人工喂养条件成熟后，建议立即转为人工喂养。

3）母乳喂养时间延长，喂养传播HIV的风险增加，纯母乳喂养尽量不要超过6个月，长时间母乳喂养会增加儿童感染机会，且母乳中的营养已不能满足婴儿发育需要。此时，要帮助母亲退奶，指导添加辅食，转人工喂养。

4）添加辅食要选择易消化、易吸收的食物，如强化铁米粉、烂面条、稠粥等。荞麦不易吸收，不建议作为婴儿辅食。

5）添加辅食时要避免不良喂养习惯，如将咀嚼后的食物喂给孩子。

六、艾滋病感染孕产妇所生儿童感染状态监测

艾滋病感染孕产妇所生儿童感染状态监测见表 3-7。

表 3-7 艾滋病感染孕产妇所生儿童感染状态监测

月龄	体格检查	HIV 早期诊断	HIV 抗体检测
48 小时内	—	√	—
1 月龄	√	—	—
6 周	√	√	—
3 月龄	√	√	—
6 月龄	√	—	—
9 月龄（8 月龄）	√	—	—
12 月龄	√	—	√
18 月龄	√	—	√

承担艾滋病感染孕产妇所生儿童随访工作的医疗机构在婴儿出生后 48 小时内、6 周及 3 个月时，分别采集血样制作干血斑标本，送至区域艾滋病婴儿早期诊断实验室进行婴儿 HIV 感染早期诊断检测（核酸检测）。两次核酸检测结果阳性，可诊断为 HIV 感染。早期诊断检测结果为阴性或未进行早期诊断检测者，应于 12 月龄时进行 HIV 抗体筛查。筛查结果为阴性者，排除 HIV 感染；筛查结果为阳性者，应随访至满 18 月龄，并再次进行 HIV 抗体检测，如抗体检测结果仍为阳性，应及时进行补充试验，明确 HIV 感染状态。

艾滋病感染孕产妇所生儿童都应纳入高危儿管理，在婴儿满 1 月龄、3 月龄、6 月龄、9 月龄（8 月龄）、12 月龄和 18 月龄时，分别进行随访和体格检查。

对于孕期和产时 HIV 检测阴性的孕产妇，产后一旦发现 HIV 感染，立即停止母乳喂养，所生婴儿纳入高危儿管理。

婴儿随访机构按照婴儿早期诊断检测标本采集、运输及保存的标准操作程序，采集、制备标本，记录相关信息，填写婴儿早期诊断检测标本送样单，在 1 个工作日内将标本和送样单转送至所属辖区县级妇幼保健机构。县级妇幼保健机

构收到标本后，对标本进行验收、登记、核对，填写送样单中相关信息。在四川省，早期诊断标本应在四川省婴儿艾滋病感染早期诊断实验室信息管理系统送检，并在 2 个工作日内将标本和系统生成二维码一同邮寄至艾滋病婴儿早期诊断实验室进行检测。区域实验室收到标本后，在信息系统接收标本，若标本不合格，应尽快告知标本采集机构，将标本退回，催促标本采集机构重新采集、制备标本并转送。

区域实验室在收到标本后，对标本进行验收、登记，填写送样单中相关信息，若标本合格，则在 5 个工作日内（最迟不超过 10 个工作日）完成检测、出具婴儿早期诊断检测结果报告单，并逐级反馈至县级妇幼保健机构。四川省早期诊断标本送检、验收、登记、结果反馈均在早期诊断实验室信息管理系统进行，从标本送检至获得检测结果时间通常为 1 周左右。

县级妇幼保健机构在获知早期诊断结果后，尽快将检测结果反馈给送检的承担艾滋病感染孕产妇所生儿童随访工作的医疗机构。承担艾滋病感染孕产妇所生儿童随访工作的医疗机构尽快将检测结果反馈给婴儿母亲或其他监护人并提供后续服务或转介。

儿童 HIV 早期诊断、抗体检测情况，应按照《预防艾滋病、梅毒和乙肝母婴传播工作规范（2020 年版）》进行检测结果报告。对于诊断 HIV 感染的儿童，应按照《中华人民共和国传染病防治法》和《艾滋病疫情信息报告管理规范》等相关要求进行报告（图 3－1）。

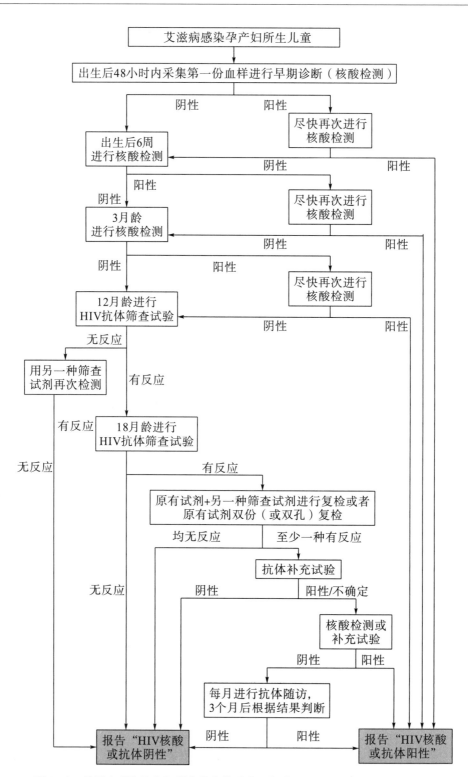

图 3-1 艾滋病感染孕产妇所生儿童艾滋病早期诊断与 HIV 抗体检测服务流程

七、艾滋病感染孕产妇所生儿童疫苗接种

慎重对待艾滋病感染孕产妇所生儿童疫苗接种，建议在明确儿童有无 HIV 感染，监测艾滋病临床症状和免疫功能的基础上，科学开展预防接种。原则上，艾滋病感染孕产妇所生儿童尚未确定是否感染前，避免接种减毒活疫苗。在确定排除 HIV 感染后，应尽快补种未接种的疫苗。

（一）艾滋病感染孕产妇所生儿童接种国家免疫规划疫苗建议

2021 年，国家卫生健康委员会发布的《国家免疫规划疫苗儿童免疫程序及说明（2021 年版）》中提出了艾滋病感染孕产妇所生儿童接种国家免疫规划疫苗建议（表 3-8）。艾滋病感染孕产妇所生儿童 HIV 感染状况包括 HIV 感染儿童、HIV 感染状况不详儿童、HIV 未感染儿童。艾滋病感染孕产妇所生 18 月龄以内的婴儿在疫苗接种前，无需进行 HIV 抗体筛查，按照 HIV 感染状况不详儿童接种。

表 3-8 艾滋病感染孕产妇所生儿童接种国家免疫规划疫苗建议

疫苗	HIV 感染儿童		HIV 感染状况不详儿童		HIV 未感染儿童
	有症状或有免疫抑制	无症状和无免疫抑制	有症状或有免疫抑制	无症状	
乙肝疫苗	√	√	√	√	√
卡介苗	×	×	暂缓接种	暂缓接种	√
脊髓灰质炎灭活疫苗	√	√	√	√	√
脊髓灰质炎减毒活疫苗	×	×	×	×	√
百白破疫苗	√	√	√	√	√
白破疫苗	√	√	√	√	√
麻腮风疫苗	×	√	×	√	√
乙脑灭活疫苗	√	√	√	√	√
乙脑减毒活疫苗	×	×	×	×	√
A 群流脑多糖疫苗	√	√	√	√	√
A 群 C 群流脑多糖疫苗	√	√	√	√	√
甲肝减毒活疫苗	×	×	×	×	√
甲肝灭活疫苗	√	√	√	√	√

注：暂缓接种，当确认儿童 HIV 抗体阴性后再补种，确认 HIV 抗体阳性儿童不予接种。"√"表示"无特殊禁忌"，"×"表示"禁止接种"。

1）艾滋病感染孕产妇所生儿童在出生后暂缓接种卡介苗，儿童确认未感染HIV后再补种。若儿童小于3月龄，可直接补种；若为3月龄至3岁儿童，结核菌素纯蛋白衍生物（TB-PPD）或卡介菌素（BCG-PPD）试验阴性者，给予补种；若为大于或等于3岁儿童，不予补种。儿童确认HIV感染，不接种卡介苗。

2）艾滋病感染孕产妇所生儿童如经医疗机构诊断出现艾滋病相关症状或免疫抑制症状，不接种含麻疹成分的疫苗；无艾滋病相关症状，可接种含麻疹成分的疫苗。

3）艾滋病感染孕产妇所生儿童可按照免疫程序接种乙肝疫苗、百白破疫苗、A群流脑多糖疫苗、A群C群流脑多糖疫苗和白破疫苗等。

4）艾滋病感染孕产妇所生儿童在排除HIV感染前，不予接种乙脑减毒活疫苗、甲肝减毒活疫苗、脊髓灰质炎减毒活疫苗，但可按照免疫程序接种乙脑灭活疫苗、甲肝灭活疫苗、脊髓灰质炎灭活疫苗。

（二）艾滋病感染孕产妇所生儿童接种非国家免疫规划疫苗建议

对于非国家免疫规划疫苗，经医生综合评估后在医生的指导下接种。通常情况下，艾滋病感染孕产妇所生儿童如果明确诊断HIV感染或HIV感染状况不详，不予接种减毒活疫苗，可按照疫苗说明书接种灭活疫苗，但免疫效果可能会低于未感染HIV的正常儿童。

八、艾滋病感染孕产妇所生儿童保健

（一）生长监测

测量体重、身高、头围，在身长、体重百分位曲线图上标注出来，制定儿童生长曲线图，通过体重和身高增长情况可以分别了解儿童近期和长期的营养状况（图3-2和图3-3）。

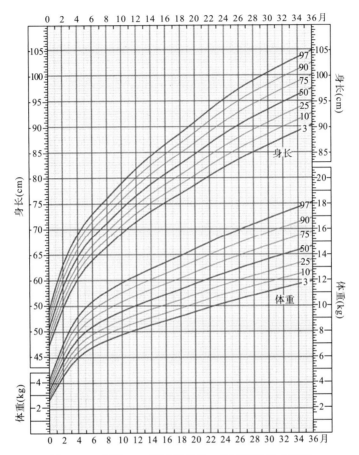

图 3-2　中国 0～3 岁男童身长、体重百分位曲线图

注：根据 2005 年九市儿童体格发育调查数据研究制定。

引自：中华儿科杂志，2009 年 3 期。

首都儿科研究所生长发育研究室制作。

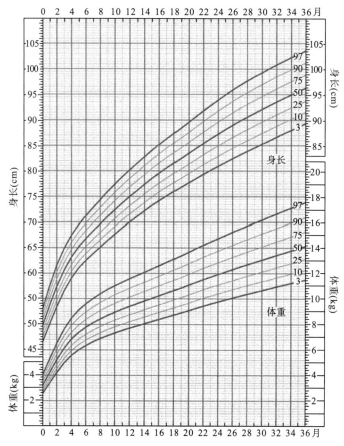

图3-3　中国0~3岁女童身长、体重百分位曲线图

注：根据2005年九市儿童体格发育调查数据研究制定。

引自：中华儿科杂志，2009年3期。

首都儿科研究所生长发育研究室制作。

（二）全身体格检查

按照从头到脚的顺序进行体格检查。检查头颅大小有无异常，有无颅骨软化症，前囟大小、张力等。检查眼睑是否正常，巩膜有无黄染，有无分泌物或斜视。耳朵外耳有无畸形，耳道有无分泌物，听觉是否正常。检查口唇颜色，口腔黏膜有无鹅口疮及咽部有无充血等。检查有无鸡胸、漏斗胸等，听诊心肺有无杂音。腹部触诊有无异常包块，肝脾有无增大。检查外生殖器有无畸形。检查脊柱和四肢有无畸形，有无先天性髋关节脱位，四肢肌张力有无异常。检查全身浅淋巴结，有无全身淋巴结异常肿大。

（三）喂养指导

婴儿肠壁屏障功能不完善，较大分子可通过，故肠腔中的微生物、毒素及过敏原易透过肠壁，进入血流而致病，所以艾滋病感染孕产妇所生儿童建议选择人工喂养。如果选择母乳喂养，母亲在哺乳期间应当规范服用抗病毒药物，且病毒载量持续抑制在检测不出水平。医务人员在随访中应详细询问家长喂养方式，并给予母亲正确的喂养指导，包括配方奶喂养注意事项、母乳喂养注意事项、纠正不良喂养方式。艾滋病感染孕产妇所生儿童应当满6月龄后开始添加辅食，添加辅食要遵循餐具严格消毒，辅食添加由少到多、由细到粗、由稀到干、由一种到多种的原则，杜绝家长咀嚼喂食的辅食添加方式。婴儿食物转换方法见表3-9。

表 3-9 婴儿食物转换方法

	6月龄	7～9月龄	10～12月龄
食物性状	泥状食物	末状食物	碎状、丁块状、指状食物
餐次	尝试，逐渐增加至1餐	4～5次奶，1～2餐其他食物	2～3次奶，2～3餐其他食物
乳类	配方奶或纯母乳；定时（3～4小时）哺乳，5～6次/日，奶量800～1000mL/d；逐渐减少夜间哺乳	配方奶或纯母乳；4～5次/日，奶量800mL/d左右	配方奶或纯母乳；2～3次/日，奶量600～800mL/d
谷类	选择强化铁的米粉，用水或奶调配；开始少量（1勺）尝试，逐渐增加到每天1餐	强化铁的米粉、稠粥或面条，每日30～50g	软饭或面食，每日50～75g
蔬菜水果类	开始尝试蔬菜泥（瓜类、根茎类、豆荚类）1～2勺，然后尝试水果泥1～2勺，每日2次	每日碎菜25～50g，水果20～30g	每日碎菜50～100g，水果50g
肉类	尝试添加	开始添加肉泥、肝泥、动物血等动物性食品	添加动物肝脏、动物血、鱼虾、鸡鸭肉、红肉（猪肉、牛肉、羊肉等），每日25～50g
蛋类	暂不添加	开始添加蛋黄，每日自1/4个逐渐增加至1个	1个鸡蛋

	6月龄	7～9月龄	10～12月龄
喂养方法	用勺喂食	可坐在一高椅子上与成人共进餐，开始学习用手自我喂食；可让婴儿手拿"条状"或"指状"食物，学习咀嚼	学习自己用勺进食，用杯子喝奶，每日和成人同桌进餐1～2次

（四）预防接种指导

婴儿处于生长发育时期，免疫功能处于相对低下和发育阶段，可以通过预防接种来提高免疫水平。对于艾滋病感染孕产妇所生儿童，在儿童保健随访中，医务人员应给予家长预防接种建议。

（五）儿童发育筛查

有条件的机构应对儿童开展发育筛查，发育筛查是对儿童进行智力发育监测。艾滋病感染孕产妇所生儿童应纳入高危管理。使用全国标准化的儿童发育筛查量表，如小儿智能发育筛查量表（DDST）、0～6岁儿童发育筛查量表（DST）等进行儿童心理行为发育问题的筛查评估。生长发育迟缓或者HIV感染都有可能出现中枢神经系统症状，轻者表现为智力发育延迟，通过发育筛查可以筛查出来。如果不具备筛查条件，医务人员根据儿童心理行为发育问题预警征象（表3-10），检查有无相应月龄的发育偏异。

表3-10　儿童心理行为发育问题预警征象

年龄	预警征象		年龄	预警征象	
3月龄	1. 对很大声音没有反应	□	18月龄	1. 不会有意识叫"爸爸"或"妈妈"	□
	2. 不注视人脸，不追视移动人或物品	□		2. 不会按要求指人或物	□
	3. 逗引时不发音或不会笑	□		3. 不会独走	□
	4. 俯卧时不会抬头	□		4. 与人无目光对视	□
6月龄	1. 发音少，不会笑出声	□	2岁	1. 无有意义的语言	□
	2. 紧握拳不松开	□		2. 不会扶栏上楼梯/台阶	□
	3. 不会伸手及抓物	□		3. 不会跑	□
	4. 不能扶坐	□		4. 不会用勺吃饭	□

年龄	预警征象		年龄	预警征象	
8月龄	1. 听到声音无应答	☐	2岁半	1. 兴趣单一、刻板	☐
	2. 不会区分生人和熟人	☐		2. 不会说2~3个字的短语	☐
	3. 不会双手传递玩具	☐		3. 不会示意大小便	☐
	4. 不会独坐	☐		4. 走路经常跌倒	☐
12月龄	1. 不会挥手表示"再见"或拍手表示"欢迎"	☐	3岁	1. 不会双脚跳	☐
	2. 呼唤名字无反应	☐		2. 不会模仿画圆	☐
	3. 不会用拇食指对捏小物品	☐		3. 不能与其他儿童交流、游戏	☐
	4. 不会爬			4. 不会说自己的名字	☐
	5. 不会扶物站立	☐			

（六）其他实验室检查

除儿童 HIV 感染早期诊断与抗体检测之外，儿童在生后 6 个月、1 岁以后每年都需要检查一次血红蛋白，了解儿童是否存在贫血情况。必要时可做尿常规、粪常规、肝功能等检查。

第二节　预防梅毒母婴传播

对梅毒感染孕产妇进行治疗，除治疗本身疾病外，更重要的是预防梅毒母婴传播，减少先天梅毒发生。

一、梅毒感染孕产妇的治疗

（一）推荐方案

一旦发现梅毒感染孕产妇，立刻开始治疗，可选择以下任意一种药物。

1）苄星青霉素240万U，分两侧臀部肌内注射，每周1次，连续3次为1个疗程。

2）普鲁卡因青霉素，80万U/d，肌内注射，连续15日为1个疗程。

（二）替代方案

1）若没有青霉素，在无头孢曲松过敏史的情况下用头孢曲松，1g/d，肌内注射或静脉给药，连续 10 日为 1 个疗程。

2）青霉素过敏且不能使用头孢曲松时，使用红霉素口服（禁用四环素、多西环素），每次 500mg，每日 4 次，口服，连服 15 日为 1 个疗程。

梅毒感染孕产妇治疗方案见表 3-11。

表 3-11 梅毒感染孕产妇治疗方案

方案	药物	剂量和用法	给药途径	疗程
推荐方案	苄星青霉素	240 万 U，每周 1 次	分两侧臀部肌内注射	连续 3 次为 1 个疗程
	普鲁卡因青霉素	80 万 U/d	肌内注射	连续 15 日为 1 个疗程
没有青霉素或青霉素过敏者的替代方案				
替代方案	头孢曲松	1g/d	肌内注射或静脉给药	连续 10 日为 1 个疗程
	红霉素	每次 500mg，每日 4 次	口服	连续 15 日为 1 个疗程

（三）梅毒感染孕产妇治疗注意事项

1）规范治疗需同时满足以下条件：

（1）应用青霉素治疗。

（2）按照治疗方案要求全程、足量治疗。

（3）治疗应在分娩前 1 个月完成。

2）对于临产时发现的梅毒感染孕产妇，应立即启动并完成 1 个疗程的治疗。

3）对于梅毒螺旋体血清学试验阳性、非梅毒螺旋体血清学试验阴性的孕产妇，应给予 1 个疗程的治疗。

4）苄星青霉素治疗期间，若中断治疗超过 1 周，或采用其他药物（普鲁卡因青霉素、头孢曲松或红霉素）治疗期间，遗漏治疗 1 日或超过 1 日，均应重新开始计算治疗疗程并继续治疗。

5）治疗结束后应当定期随访。每月做 1 次非梅毒螺旋体血清学试验定量检测，若 3~6 个月内非梅毒螺旋体血清学试验滴度未下降 4 倍（2 个稀释度），或滴度上升 4 倍（2 个稀释度），或检测结果由阴转阳，应当立即再给予 1 个疗程的梅毒治疗。

6）孕期用红霉素治疗的孕产妇，在分娩后应使用多西环素复治（多西环素，100mg，2 次/日，连服 15 日），治疗期间不能哺乳，所生的婴儿应按照先天梅毒治疗方案给予相应的治疗。

7）梅毒感染孕产妇分娩前必须进行非梅毒螺旋体血清学试验定量检测，以便与所生新生儿非梅毒螺旋体血清学试验定量检测结果进行比较，作为后续诊治的依据。

二、安全助产

梅毒感染不应作为实施剖宫产的指征，梅毒感染孕产妇分娩时应避免产时损伤性操作，减少产时感染风险。新生儿娩出后，医务人员应及时清除其皮肤黏膜、鼻腔、口腔等处的血液、羊水和分泌物。新生儿脐带处进行严格消毒，出生后注意保暖。

三、儿童预防性治疗

（一）治疗对象

所有梅毒感染孕产妇所生的新生儿。

（二）治疗方案

苄星青霉素，5万U/kg，1次肌内注射（分两侧臀肌）。

（三）青霉素皮试

梅毒感染孕产妇所生儿童在进行青霉素皮试前，应常规询问其母亲过敏史，按照青霉素皮内试验规范操作，谨慎判断结果。皮试时首选生理盐水配制青霉素皮试液，现配现用。1岁以下儿童注射部位为屈侧腕关节上方二横指。

配置青霉素皮试液操作步骤：

1）120万U苄星青霉素，加6mL生理盐水进行稀释，得到的稀释液每毫升含20万U苄星青霉素。

2）抽取上述稀释液0.1mL，加生理盐水0.9mL得到1mL含2万U苄星青霉素的稀释液。

3）再抽取上述稀释液0.1mL加0.9mL生理盐水，得到1mL含0.2万U苄星青霉素的稀释液。

4）再抽取0.25mL稀释液，加0.75mL生理盐水，得到1mL含500U苄星青霉素的稀释液。

5）皮内注射0.1mL含50U苄星青霉素的稀释液进行皮试。观察20分钟后判断结果并记录。

四、儿童梅毒感染状况监测和随访

梅毒感染孕产妇所生儿童自出生开始，定期进行梅毒血清学检测和随访，直至排除或诊断先天梅毒。梅毒感染孕产妇所生儿童随访及监测流程见图3-4。

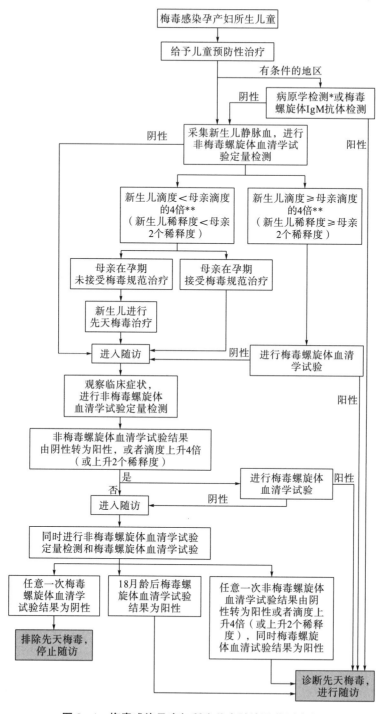

图3-4 梅毒感染孕产妇所生儿童随访及监测流程

注：＊，病原学检测方法包括暗视野显微镜、镀银染色镜检和核酸扩增试验。

＊＊，若母亲滴度未知，应尽快进行非梅毒螺旋体血清学试验定量检测。

五、先天梅毒的诊断与治疗

（一）先天梅毒的诊断

梅毒感染孕产妇所生儿童符合下列任意一项，可诊断为先天梅毒：

1）儿童的皮肤黏膜损害或组织标本病原学检测阳性（病原学检测方法包括暗视野显微镜、镀银染色镜检和核酸扩增试验）。

2）出生时梅毒螺旋体 IgM 抗体检测阳性。

3）出生时非梅毒螺旋体血清学试验定量检测结果阳性，滴度大于或等于母亲分娩前滴度的 4 倍（2 个稀释度），且梅毒螺旋体血清学试验结果阳性。

4）出生时不能诊断先天梅毒的儿童，任何一次随访过程中非梅毒螺旋体血清学试验结果由阴性转为阳性或上升 4 倍滴度（2 个稀释度），且梅毒螺旋体血清学试验结果为阳性。

5）18 月龄前未能诊断先天梅毒的儿童，18 月龄后梅毒螺旋体血清学试验结果仍为阳性。

（二）先天梅毒的治疗

有条件的地区应进行脑脊液检查，包括常规检查及脑脊液梅毒血清学试验，以判断是否有神经系统损害。母亲孕期未接受规范治疗，且非梅毒螺旋体检测结果阳性的儿童，按照先天梅毒治疗。

1）脑脊液正常者，采取预防性治疗方案：苄星青霉素，5 万 U/kg，1 次肌内注射（分两侧臀肌）。已接受过预防性治疗的先天梅毒患儿无需重复治疗。

2）脑脊液异常者，可选择以下任意一种方案：

（1）青霉素，每次 5 万 U/kg，每 8 小时 1 次（7 日内新生儿，每 12 小时 1 次），静脉注射，连续 10～14 日。

（2）普鲁卡因青霉素，每次 5 万 U/kg，每日 1 次，肌内注射，连续 10～14 日。

治疗期间遗漏治疗 1 日或超过 1 日，则从再次治疗开始时间起重新计算治疗疗程。

无条件检查脑脊液者按脑脊液异常者治疗。

六、梅毒感染孕产妇所生儿童保健随访内容及注意事项

梅毒感染孕产妇所生儿童应纳入高危管理，在儿童满 1 月龄、3 月龄、6 月龄、9 月龄、12 月龄各检查 1 次，出生后第 2 年、第 3 年每 6 个月检查 1 次（一般在出生后第 18、24、30、36 个月检查 1 次），观察有无感染症状出现。多数先

天梅毒早期患儿出生时除瘦小外常表现正常，约 2/3 病例到 3～8 周时才出现临床症状。20％～50％的患儿淋巴结肿大，部分出现内脏损害和骨损害。晚期梅毒还易导致眼睛损害、耳损害、神经损害等。

梅毒感染孕产妇所生儿童的随访中，按照以下内容进行儿童保健检查。

1）生长监测：具体同艾滋病感染孕产妇所生儿童。

2）全身体格检查：具体同艾滋病感染孕产妇所生儿童。

3）喂养指导：母乳喂养不是梅毒母婴传播的主要途径。在孕产妇及所生婴儿接受预防梅毒母婴传播治疗的同时，若母亲无乳头皲裂、出血、梅毒病灶和乳腺炎，可以母乳喂养。母亲没有经过正规治疗或治疗后滴度仍高者，应暂缓母乳喂养。如果母亲有严重破溃出血或有梅毒病灶，应停止母乳喂养，指导人工喂养。医务人员在随访中应详细询问家长喂养方式，并给予母亲正确的喂养指导。儿童应当在 4～6 月龄，满足辅食添加条件后开始添加辅食。

4）儿童发育筛查：具体同艾滋病感染孕产妇所生儿童。

5）实验室检查和其他检查：梅毒感染孕产妇所生儿童（除外出生后已诊断先天梅毒者）在 3 月龄、6 月龄、9 月龄、12 月龄、15 月龄、18 月龄应接受相关梅毒检测服务，此外，儿童在出生后 6 个月、1 岁以后每年都需要检查一次血红蛋白，了解是否存在贫血情况。必要时可做尿常规、粪常规、肝功能等检查。梅毒感染孕产妇所生儿童应当每半年进行一次听力筛查和视力筛查。

第三节　预防乙肝母婴传播

一、乙肝感染孕产妇干预

对于乙肝病毒表面抗原阳性孕产妇建议每月进行肝功能检测，有条件的地区进行 HBV DNA 定量检测。依据感染孕产妇血清 HBV DNA、转氨酶水平和肝脏疾病严重程度，在医生的指导下进行抗病毒治疗或转诊至上级医疗机构进行治疗。

若孕产妇孕中、晚期血清 HBV DNA 大于 $2\times10^5\,IU/mL$，建议与感染孕产妇充分沟通，在知情同意的基础上，于孕 28 周开始抗病毒治疗；对于 HBV DNA 大于 $2\times10^9\,IU/mL$ 的孕产妇，可于孕 24 周开始抗病毒治疗。若不能进行 HBV DNA 定量检测或无检测结果，可依据 HBeAg 阳性结果于孕 28 周开始抗病毒治疗。如果机构无抗病毒治疗药物，则应建立转介机制，转介至有抗病毒药物的医疗机构进行治疗。

推荐药物为替诺福韦（TDF）。患有肾病或严重骨质疏松的孕产妇，可应用替比夫定（LdT）治疗。孕产妇用药后中途不建议停药，分娩后应立即停药。应加强产后监测，复查肝肾功能，进行 HBV DNA 定量检测。

二、安全助产

已有研究显示，不同分娩方式乙肝母婴传播发生风险无差异，不建议将乙肝感染作为剖宫产指征。产时传播是乙肝母婴传播的主要途径。新生儿娩出后，医务人员应及时清除其皮肤黏膜、鼻腔、口腔等处的血液、羊水和分泌物。更换另一副手套进行脐带结扎，避免新生儿皮肤被带有 HBV 的血液污染，新生儿脐带处进行严格消毒，出生后注意保暖。新生儿出生后 12 小时内注射乙肝免疫球蛋白和接种首剂乙肝疫苗，时间越早越好。

三、乙肝感染孕产妇所生儿童干预

（一）乙肝免疫球蛋白注射

注射时间：无论出生后身体状况如何，新生儿均应于出生后 12 小时内尽早注射。

1）注射剂量：乙肝免疫球蛋白 100IU。
2）注射方法：肌内注射。
3）注射部位：必须与乙肝疫苗的注射部位不同。
4）不可与乙肝疫苗吸入同一注射器内注射。

（二）乙肝疫苗接种

接种时间：分别于出生后 12 小时内、1 月龄、6 月龄，完成 3 次注射。

（三）儿童喂养

HBsAg 阳性孕产妇可以进行母乳喂养。提倡纯母乳喂养至婴儿满 6 月龄。

（四）儿童随访和检测

儿童在完成最后 1 剂次乙肝疫苗接种后 1~2 个月，应进行 HBsAg 和抗－HBs 检测，明确母婴阻断干预效果。检测方法首选酶联免疫吸附试验或化学发光免疫试验，不具备条件的地区也可采用胶体金标记免疫分析法。

（五）注意事项

若新生儿体重小于 2000g，也应在出生后尽早接种第 1 剂乙肝疫苗，并在婴儿满 1 月龄、2 月龄、7 月龄时按程序完成 3 剂次乙肝疫苗接种。危重症新生儿，如极低出生体重（出生体重小于 1500g）、严重出生缺陷、重度窒息、呼吸窘综合征等，应在生命体征平稳后尽早接种第 1 剂乙肝疫苗。

（六）儿童保健随访内容及注意事项

乙肝感染孕产妇所生儿童的随访中，按照以下内容进行儿童保健检查。

1) 生长监测：同艾滋病感染孕产妇所生儿童。

2) 全身体格检查：同艾滋病感染孕产妇所生儿童。

3) 喂养指导：HBsAg 阳性孕产妇可以进行母乳喂养。医务人员在随访中应详细询问家长喂养方式，并给予母亲正确的喂养指导，辅食添加时间同梅毒感染孕产妇所生儿童。

4) 预防接种指导：婴儿处于生长发育时期，免疫功能处于相对低下和发育阶段，可以通过预防接种来提高免疫水平。在儿童保健随访中，医务人员应给予家长预防接种建议。

乙肝疫苗补种原则：①若出生 24 小时内未及时接种，应尽早接种；②对于未完成全程免疫程序者，需尽早补种疫苗，补齐未接种剂次；③第 2 剂与第 1 剂间隔应不小于 28 天，第 3 剂与第 2 剂间隔应不小于 60 天，第 3 剂与第 1 剂间隔不小于 4 个月。

新生儿乙肝免疫预防方案见表 3-12。

表 3-12　新生儿乙肝免疫预防方案

新生儿	乙肝免疫球蛋白注射	乙肝疫苗接种	随访
足月或早产儿但出生体重≥2000g，母亲 HBsAg 阳性	必须注射，出生后 12 小时内（越早越好）注射；按时注射第 2 剂者，无需重复；第 2 剂延迟注射超过 1 个月者，重复 1 次	3 剂：0、1、6 个月方案；首剂在出生后 12 小时内（越早越好）	需要随访，接种完最后剂次乙肝疫苗 1~2 个月后，进行 HBsAg 和抗-HBs 检测
早产且出生体重＜2000g，母亲 HBsAg 阳性	必须注射，出生后 12 小时内（越早越好）注射；极早或极低出生体重早产儿，1 月龄左右可以重复 1 次	4 剂：出生 12 小时内第 1 剂，4 周第 2 剂，再隔 1 个月第 3 剂，再隔 5 个月第 4 剂	需要随访，接种完最后剂次乙肝疫苗 1~2 个月后，进行 HBsAg 和抗-HBs 检测

5) 儿童发育筛查：同艾滋病感染孕产妇所生儿童。

6) 实验室检查：儿童在完成最后 1 剂次乙肝疫苗接种后 1~2 个月，应进行 HBsAg 和抗-HBs 检测，明确母婴阻断干预效果。①HBsAg 阳性、抗-HBs 阴性：表示儿童发生 HBV 感染，按照感染者进行随访管理。②HBsAg 阴性、抗-HBs 阳性：若抗-HBs 大于 10IU/mL，表示儿童未感染，获得免疫保护，常规随访，建议每年定期进行乙肝"两对半"检测，了解抗-HBs 水平；若小于 10IU/mL，表示儿童未感染，免疫保护弱，可再按照程序接种 3 剂次乙肝疫苗。

③HBsAg 阴性、抗－HBs 阴性：表示儿童感染，没有获得免疫保护，可再按照程序接种 3 剂次乙肝疫苗。

除此之外，儿童在出生后 6 个月、1 岁以后每年都需要检查一次血红蛋白，了解是否存在贫血情况。必要时可做尿常规、粪常规、肝功能等检查。

第四节　感染者转介

为感染者（含孕产妇）提供必要的转介服务，是检测咨询的重要部分，是医疗关怀、支持的重要体现，也是感染者随访管理的重要内容。

一、不同服务对象的转介

（一）艾滋病、梅毒感染婚检妇女转介

1. 艾滋病感染婚检妇女转介

实行首诊医生负责制。婚检机构在获得婚检妇女补充试验阳性结果后，对首次诊断 HIV 感染者，及时转介至辖区县级疾病预防控制中心，由县级疾病预防控制中心纳入艾滋病综合管理。对未怀孕者，婚检机构告知其母婴阻断干预相关知识及如何获得母婴阻断干预服务。如已怀孕，1 个工作日内转介至辖区县级妇幼保健机构接受预防母婴传播综合管理服务。

2. 梅毒感染婚检妇女转介

实行首诊医生负责制。婚检机构在获得婚检妇女梅毒感染结果后：对未怀孕者，婚检机构告知其预防母婴传播相关知识及如何获得服务后，尽快将其转介至具备皮肤、性病治疗能力的医疗卫生机构接受治疗，并由治疗机构负责完成随访；如已怀孕，将其转介至当地具备梅毒感染孕产妇治疗能力的医疗机构接受治疗和后续随访服务。

（二）艾滋病、梅毒、乙肝感染孕产妇及所生儿童转介

1. 艾滋病感染孕产妇及所生儿童转介

抗病毒治疗定点医疗机构发现在本机构接受抗病毒治疗的 HIV 感染妇女怀孕后，于 1 个工作日内将信息报告至辖区县级妇幼保健机构，并将孕妇转介至机构内妇产科接受孕产期保健服务。不具备孕产期保健服务能力的抗病毒治疗定点医疗机构可将孕妇转介至辖区孕产期保健机构接受孕产期保健服务。辖区县级妇幼保健机构将孕妇纳入预防母婴传播综合管理服务。

疾病预防控制中心、乡镇卫生院/社区卫生服务中心负责随访管理的 HIV 感

染妇女怀孕后，于1个工作日内将信息报告至辖区县级妇幼保健机构。辖区县级妇幼保健机构将孕妇纳入预防母婴传播综合管理服务，并将其转介至相应机构提供后续抗病毒治疗和孕产期保健服务。

其他医疗卫生机构实行首诊医生负责制。在获知就诊怀孕妇女补充试验阳性结果后，于1个工作日内将感染孕妇转介至辖区县级妇幼保健机构接受预防母婴传播综合管理服务。对选择终止妊娠的HIV感染孕妇，医疗卫生机构应提供安全的终止妊娠医疗服务，若不具备终止妊娠条件，应转介至有条件的机构提供终止妊娠服务。在提供终止妊娠服务后，提供终止妊娠服务的医疗卫生机构及时将感染者转介至辖区疾病预防控制中心纳入管理。对选择继续妊娠的感染孕产妇，按照辖区工作方案要求，转介至辖区定点医疗机构接受抗病毒治疗和孕产期保健服务。

孕期未检测，产时HIV筛查阳性临产妇，在不具备转介条件时，原则上接诊医疗卫生机构将其视为感染孕产妇处理，并及时提供母婴阻断干预服务直至明确感染状态，将信息报告至辖区县级妇幼保健机构。高风险地区的艾滋病感染孕产妇或筛查阳性临产妇，分娩后携所生婴儿至县级妇幼保健机构科学喂养中心/科学喂养室继续接受产褥期保健服务。

感染孕产妇孕产期在非抗病毒治疗定点医疗机构治疗，分娩后及时转介至辖区抗病毒治疗定点医疗机构继续进行抗病毒治疗，非抗病毒治疗定点医疗机构收到抗病毒治疗定点医疗机构转介回执后对该孕产妇结案。同时通知辖区疾病预防控制中心变更随访责任人。

两次早期诊断阳性的艾滋病感染孕产妇所生儿童，由辖区县级妇幼保健机构及时转介至辖区抗病毒治疗定点医疗机构进行抗病毒治疗，同时将信息报告至辖区疾病预防控制中心。妇幼保健机构或乡镇卫生院/社区卫生服务中心继续提供儿童保健随访服务。

满18月龄HIV抗体检测阳性的儿童，由辖区县级妇幼保健机构及时转介至辖区抗病毒治疗定点医疗机构进行抗病毒治疗，同时将信息报告至辖区疾病预防控制中心。

2. 梅毒感染孕产妇及所生儿童转介

医疗卫生机构实行首诊医生负责制，在获知就诊孕妇梅毒感染结果后，按照辖区预防母婴传播工作方案和流程要求，尽快将其转介至当地具备孕产妇治疗能力的机构接受治疗和后续随访服务。

3. 乙肝感染孕产妇及所生儿童转介

医疗卫生机构获知就诊孕妇乙肝感染结果后，按照辖区预防母婴传播工作方案或流程要求，由本机构纳入高危专案管理，或转介至辖区定点医疗机构纳入高危专案管理，并提供后续随访服务。

二、流动转介

已在当地县级妇幼保健机构管理的艾滋病、梅毒感染孕产妇及所生儿童，若需要转介至外地接受孕期保健服务、分娩或随访管理，转出地县级妇幼保健机构应在尊重感染者意愿的基础上，与其详细沟通，获得其流入地的详细住址和联系方式，告知流入地可获得预防母婴传播服务的机构和接收单位名称。同时，填写转介卡（机构联），经转介联络平台转介至转入地接收单位。转介卡（患者联）经感染者签字后，随感染者转介至接收单位。

（一）市（州）内转介

由转出地县级妇幼保健机构提前与市（州）内拟转入的县级妇幼保健机构联系。转入县级妇幼保健机构在收到转介卡（机构联）后，尽快与感染者联系确认，在确认感染者抵达流入地后，将转介卡（回执联）直接反馈转出地。转入地妇幼保健机构落实随访责任人，按方案要求提供后续随访管理服务。

（二）省内跨市（州）转介

由转出地县级妇幼保健机构通过市（州）妇幼保健机构提前与转入地市（州）妇幼保健机构联系。转入地县级妇幼保健机构在收到转介卡（机构联）后，尽快与感染者联系确认，在确认感染者抵达流入地后，将转介卡（回执联）经市（州）妇幼保健机构反馈转出地。转入地妇幼保健机构落实随访责任人，按方案要求提供后续随访管理服务，填报后续个案卡。

（三）跨省转介

由转出地妇幼保健机构通过市（州）、省级妇幼保健院与转入地妇幼保健机构联系，完成转介。省内妇幼保健机构在收到外省转介卡后，尽快核实个案事实，并及时反馈转介回执。艾滋病、梅毒个案跨省转介已有较成熟的转介机制，乙肝个案量大，不同地区工作要求不尽相同，建议由随访地进行追踪管理。

（四）转介结果追踪

按照谁转出谁负责原则，转出地妇幼保健机构主动与转入地对接，确保转介完成。

三、注意事项

坚持感染孕产妇及所生儿童"居住地管理"原则，妇幼保健机构对本辖区居住的感染孕产妇及所生儿童履行随访管理责任，不得为完成工作指标或逃避管理责任而诱导或违背感染者本人意愿转出。暴露儿童若无监护人陪同，原则上不得转介。

转出地妇幼保健机构需核实个案流出事实，掌握其流入地的详细住址和联系方式。

流入地妇幼保健机构对本辖区居住或即将在本辖区居住的个案，履行随访管理责任，不得无故拒绝接收。

失访的感染孕产妇及其所生儿童由户籍地、曾居住地等相关地区妇幼保健机构协助追踪。

第四章　感染孕产妇及重点人群管理

第一节　孕前保健

对计划怀孕的感染妇女及其配偶提供科学的孕前咨询和指导。孕前保健不仅可以预防母婴传播，也是保障母婴安全以及生育健康后代的重要环节。孕前保健包括以下内容：

1）为感染妇女进行健康教育、危险行为评估。

2）对有危险行为的感染妇女进行行为指导，使其改变危险行为。

3）详细介绍艾滋病、梅毒和乙肝母婴传播的可能和预防措施，使其了解母婴传播风险，在充分了解的基础上进行怀孕选择。

4）为感染妇女及其配偶提供孕前检查，以发现可能影响怀孕的疾病并进行指导处理；告知预防母婴传播的关键措施，强调全程规范接受母婴阻断干预服务。

5）结合妇女临床症状、病毒载量和CD4＋T淋巴细胞计数、非梅毒螺旋体情况、HBV DNA检测结果等，进行感染水平及是否适宜妊娠的评估。

第二节　感染孕产妇管理

为感染孕产妇提供优质的孕产期保健服务和规范管理，严格落实母婴安全五项制度，加强孕期全程随访，提供安全助产服务，实施标准防护措施，加强避孕指导和咨询，减少非意愿妊娠，是预防母婴传播服务的重要内容。

一、妊娠风险筛查

医疗机构按照孕产妇妊娠风险评估与管理工作流程，对每一名孕妇进行妊娠风险筛查，以及早发现有妊娠风险的孕妇，并将其纳入高危管理。

（一）筛查机构

各级各类医疗机构应在孕产妇首次建档时进行妊娠风险筛查。首诊机构必须是有资质的医疗机构。

医疗机构配备筛查检测设备和检测试剂，含艾滋病、梅毒和乙肝检测试剂。

妊娠风险筛查医疗机构配备专业人员。专业人员应熟练掌握妊娠风险标准，按照规范要求开展筛查。

在卫生资源匮乏、交通不便地区，孕产妇首次产前保健多在乡镇卫生院进行。乡镇卫生院可以结合基本公共卫生服务开展妊娠风险筛查，并与上级医疗机构（如县级医疗机构）建立有效转诊机制，对筛查发现的阳性孕产妇及时转诊。

（二）筛查项目

妊娠风险筛查医疗机构为初诊孕产妇提供孕期保健检查项目，检查项目分为必选项目和建议项目两类。必选项目为所有孕产妇应当检查的基本项目，建议项目由筛查机构根据自身服务水平提供。卫生行政部门在制订实施方案时可根据当地实际情况适当调整必选项目和建议项目。

1）必选项目：①确定妊娠和孕周；②询问孕妇基本情况、现病史、既往史、生育史、手术史、药物过敏史、夫妇双方家族史和遗传病史等；③体格检查，测量身高、体重、血压，进行常规体检及妇科检查等；④注意孕产妇需要关注的表现特征及病史。

2）建议项目：血常规，血型，尿常规，血糖测定，肝肾功能，艾滋病、梅毒和乙肝筛查，甲状腺功能，宫颈脱落细胞学检查，沙眼衣原体及淋球菌检测，妇科超声检查，心电图等。

建议由筛查机构根据其服务水平以及孕产妇需求提供项目，根据病情需要，可适当增加辅助检查项目。

（三）筛查阳性判断

按照2017年国家卫生和计划生育委员会（现更名为国家卫生健康委员会）颁布的《孕产妇妊娠风险评估与管理工作规范》中的"孕产妇妊娠风险筛查表"逐项进行评判。孕产妇符合筛查表中1项及以上情形的即认为筛查阳性。

（四）筛查阳性处理

在母子健康手册上标注筛查阳性。如有机构或辖区信息系统，将筛查结果记录于信息系统。

对于本机构不能处置的阳性孕产妇，及时转诊至上级医疗机构。

筛查机构为基层医疗机构的，应当填写妊娠风险筛查阳性孕产妇转诊单，并告知筛查阳性孕产妇在2周内至上级医疗机构接受妊娠风险评估，由接诊机构完成风险评估并填写转诊单后，反馈筛查机构。

基层医疗机构应当按照国家基本公共卫生服务规范要求，落实后续随访。

二、妊娠风险评估分级

妊娠风险评估分级原则上应在开展助产服务的二级以上医疗机构进行。

（一）首次评估

按照国家卫生和计划生育委员会 2017 年颁布的《孕产妇妊娠风险评估与管理工作规范》，对孕产妇采用"孕产妇妊娠风险评估表"进行首次妊娠风险评估。按照风险严重程度分别以绿（低风险）、黄（一般风险）、橙（较高风险）、红（高风险）、紫（传染病）5 种颜色进行分级标识。

1）绿色标识：妊娠风险低。孕产妇基本情况良好，未发现妊娠合并症、并发症。

2）黄色标识：妊娠风险一般。孕产妇存在一定危险因素，或患有孕产期合并症、并发症，但病情较轻且稳定。

3）橙色标识：妊娠风险较高。孕妇年龄大于或等于 40 岁或 BMI 大于或等于 28kg/m²，或患有较严重的妊娠合并症、并发症，对母婴安全有一定威胁。

4）红色标识：妊娠风险高。孕产妇患有严重的妊娠合并症、并发症，继续妊娠可能危及孕产妇生命。

5）紫色标识：孕妇患有传染病，可同时伴有其他颜色的风险标识。

（二）动态评估

医疗机构应结合孕产期保健服务，发现孕产妇健康状况有变化时，立即进行妊娠风险动态评估，根据病情变化及时调整妊娠风险分级和相应管理措施，并在产科门诊病历和母子健康手册上按顺序标注评估结果和评估日期。

（三）妊娠风险管理

医疗机构应当根据妊娠风险评估分级情况，对孕产妇进行分类管理。要注意信息安全和孕产妇隐私保护。

对妊娠风险分级为"绿色"的孕产妇，应按照《孕产期保健工作规范》以及相关诊疗指南、技术规范，规范提供孕产期保健服务。

对妊娠风险分级为"黄色"的孕产妇，应建议其在二级以上医疗机构接受孕产期保健和住院分娩。如有异常，应当尽快转诊到三级医疗机构。

对妊娠风险分级为"橙色"的孕产妇，应建议其在县级及以上危重孕产妇救治中心接受孕产期保健服务，有条件的原则上应当在三级医疗机构住院分娩。

对妊娠风险分级为"红色"的孕产妇，应建议其尽快到三级医疗机构接受评估以明确是否适宜继续妊娠。如适宜继续妊娠，应当建议其在县级及以上危重孕产妇救治中心接受孕产期保健服务，原则上应当在三级医疗机构住院分娩。对于患有可能危及生命的疾病而不宜继续妊娠的孕产妇，应由副主任以上任职资格的医生进行评估和确诊，告知本人继续妊娠的风险，提出科学严谨的医学建议。

对妊娠风险分级为"紫色"的孕产妇，应当按照传染病防治相关要求进行管理，并落实预防艾滋病、梅毒和乙肝母婴传播综合干预措施。

对妊娠风险分级为"橙色""红色"和"紫色"的孕产妇，医疗机构应当将其作为重点人群纳入高危孕产妇专案管理，保证专人专案、全程管理、动态监管、集中救治。对妊娠风险分级为"橙色"和"红色"的孕产妇，要及时向辖区妇幼保健机构报送相关信息，并尽快与上级危重孕产妇救治中心共同研究制订个性化管理方案、诊疗方案和应急预案。

（四）产后风险评估与管理

医疗机构在进行产后访视和产后 42 天健康检查时，应落实产妇健康管理服务规范有关要求，再次对产妇进行风险评估。如发现阳性症状和体征，应当及时进行干预。

（五）评估信息收集

使用规范的产科门诊病历。详细记录检查结果和诊疗意见，分娩时，将产科门诊病历纳入住院病历，并归档保存。在母子健康手册中记录评估结果，动态记录处理过程、处理结果、转归。孕产妇妊娠风险评估与管理工作流程见图 4-1。

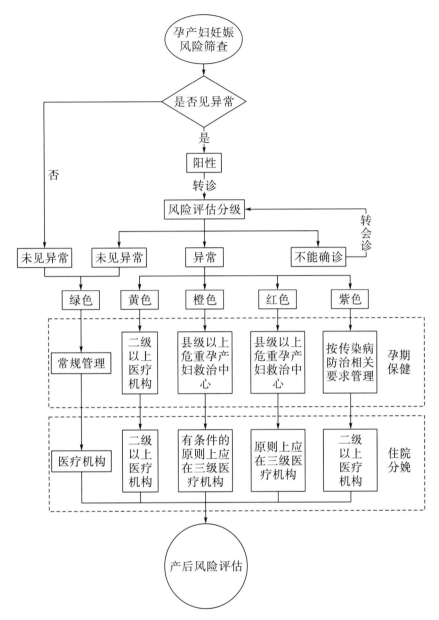

图 4-1 孕产妇妊娠风险评估与管理工作流程

三、评估感染水平

评估孕产妇的感染水平,对于治疗效果、耐药情况以及预防母婴传播极为重要。

1)首诊医疗机构要会同相关机构(如抗病毒治疗定点医疗机构、妇幼保健机构、疾病预防控制中心)和科室(如感染科、皮肤科、肝病科)对感染孕产妇，尤其是艾滋病感染孕产妇的感染水平进行评估。

2）孕期随访机构通过实验室检测，确定感染状况。如艾滋病感染孕产妇定期进行病毒载量检测、CD4＋T 淋巴细胞检测，进行必要的血常规、肝肾功能等检查；梅毒感染孕产妇要通过定期进行非梅毒螺旋体血清学试验定量检测，判断感染状态；乙肝感染孕产妇要注意 HBeAg 是否阳性，有条件的进行 HBV DNA 定量检测，注意肝功能变化等。若随访机构不具备检测能力，应在辖区内通过建立转介检测机构或外送第三方检测的形式，建立绿色通道，确保感染孕产妇能及时得到检测。

3）助产机构要主动了解感染孕产妇孕期治疗情况和检测结果，包括病情进展、治疗方案、治疗效果、是否耐药、判断母婴传播风险等。

四、专案管理

1）首诊医疗机构应将妊娠风险评估分级为橙色、红色和紫色的高危孕产妇按照规定转往有条件的医疗机构。所有艾滋病感染孕产妇、梅毒感染孕产妇和患病毒性肝炎的孕产妇纳入紫色管理（其中，紫色标记建议不张贴在手册封面，张贴于手册内页的首页），HBV 携带孕产妇纳入黄色管理。

2）二级以上医疗机构为感染孕产妇就诊设立绿色通道。安排具备相应技术能力的医生，负责诊治及保健，提供良好的咨询和隐私保护。专人专案，全程管理。

3）孕期随访机构必要时协同其他机构和部门对感染孕产妇进行动态监管，减少失访。

4）对患有严重妊娠并发症的孕产妇，要尽早与上级危重孕产妇救治中心对接，制订个性化管理方案、诊疗方案和应急预案。

5）产科门诊应建立高危妊娠登记册和高危妊娠追访登记册，填写高危孕产妇追踪管理个案表，同时要向辖区县级妇幼保健机构报送相关高危信息。县级妇幼保健机构将收集、整理的高危孕产妇个案信息及时上报卫生行政部门，同时反馈至乡镇卫生院/社区卫生服务中心，以便随访和管理。

五、全程服务

1）专人对感染孕妇提供一对一咨询和健康指导，提高感染孕产妇及家庭成员对预防母婴传播的认识。

2）孕产妇及家庭成员在充分了解、知情同意的基础上做出终止妊娠或继续妊娠的决定。为要求终止妊娠的感染孕产妇实施终止妊娠手术，术后给予有效的避孕方法指导。

3）孕期指导。

（1）孕早期健康管理：通常为孕 6~13 周。

及早抗 HIV 治疗、抗梅毒治疗是预防母婴传播的重要措施。为艾滋病感染孕产妇提供孕早期病毒载量、CD4+T 淋巴细胞检测，了解感染水平，制订适宜的抗病毒治疗方案，进行抗病毒治疗，加强依从性教育。为梅毒感染孕产妇提供1 个疗程的治疗，并随访。

指导孕期营养和健康生活方式。根据孕前 BMI，提出孕期体重增加建议，指导继续补充叶酸，避免接触有毒有害物质，避免使用可能影响胎儿正常发育的药物。指导改变不良的生活习惯（如吸烟、酗酒、吸毒等）及生活方式，孕妇保持心理健康，解除精神压力，预防孕期及产后心理问题的发生。

对具有妊娠危险因素和可能有妊娠禁忌证或严重并发症的孕产妇提供转介咨询服务，确保纳入上级高危孕产妇专档管理。

（2）孕中期健康管理：建议在孕 14~20 周、孕 21~24 周、孕 24~28 周分别进行 1 次产检。

对于艾滋病感染孕产妇，询问抗病毒药物服用情况、抗病毒药物不良反应，进行孕中期病毒载量、CD4+T 淋巴细胞检测，监测肝肾功能，处理药物的不良反应。慎重采取羊膜腔穿刺术检查胎儿染色体核型。对梅毒感染孕产妇，继续随访非梅毒螺旋体血清学试验定量检测结果，必要时再次进行治疗。对于乙肝感染孕产妇，有条件的进行 HBV DNA 定量检测，对于符合治疗的高病毒量或HBeAg 阳性的孕产妇，提供抗病毒治疗。

指导孕期营养和健康生活方式。

动态开展孕产妇健康状况评估，对未发现异常的孕产妇，除了进行孕期的生活方式、心理、运动和营养指导外，还应告知和督促孕产妇进行预防出生缺陷的产前筛查和产前诊断。对发现有异常的孕产妇，没有条件提供干预服务的要及时转至上级医疗机构。

（3）孕晚期健康管理：建议在孕 29~32 周、孕 33~36 周分别进行 1 次产检，孕 37~40 每周进行 1 次产检。

完善感染孕妇孕晚期检查，如 HIV 载量检测、非梅毒螺旋体血清学试验定量检测、肝肾功能检测、HBV DNA 定量检测。对治疗的感染孕妇提供用药依从性指导。进行超声检查。

告知住院分娩的好处，确定分娩机构，告知住院前准备事项。提供婴儿喂养咨询信息。

指导孕期营养和健康生活方式，询问胎动、阴道出血、宫缩、皮肤瘙痒等情况。

4）产后保健管理：

（1）感染 HIV 的产妇继续抗病毒治疗，指导科学喂养，对选择人工喂养的产妇，指导其掌握手卫生、奶具消毒、奶粉调配、新生儿护理和预防性抗病毒药物喂服等应知应会技能。

（2）了解产妇一般情况，以及乳房、子宫、恶露、会阴或腹部伤口恢复等情况。

（3）对产妇进行产褥期保健指导，对母乳喂养困难、产后便秘、痔疮、会阴或腹部伤口等问题进行处理。

（4）发现有产褥感染、产后出血、子宫复旧不佳、妊娠并发症未恢复以及产后抑郁等问题，应及时提供治疗或是转至上级医疗机构进一步检查、诊断和治疗。

（5）产后避孕：告知感染妇女及其配偶，每次性生活时使用安全套。顺产后42天或剖宫产后3个月可以放置宫内节育器。

（6）心理支持和综合关怀：在提供服务的各个环节，注意尊重艾滋病感染孕产妇及家庭的意愿，并为其保密。让感染孕产妇了解并利用社区资源，使其获得更多的支持和关怀，帮助其应对可能遭受的歧视。

第三节　艾滋病感染育龄妇女管理

艾滋病感染育龄妇女和所有非感染妇女一样，均面临生育、避孕等问题。在此基础上，她们还要承受疾病母婴传播风险，以及多种压力和偏见。她们需要得到公平对待和尊重，需要得到医疗服务，更需要得到配偶/性伴以及家人的支持和全社会的关爱。

一、尊重生育权利

艾滋病感染育龄妇女有权自主决定生育，医务人员应当充分尊重和理解她们的想法，为她们提供相应的医疗服务。

二、安全妊娠

1）家庭与社会环境：权衡怀孕和养育孩子对于感染者及其家庭的重要性，以及抚养孩子的能力，社会环境、传统习俗的影响。

2）健康状况：评估艾滋病感染育龄妇女的感染状况，进行 CD4＋T 淋巴细胞检测和病毒载量检测。

3）孕前干预：孕前给予抗病毒治疗，遵从医嘱，按时服药，监测治疗效果，评估身体状况，选择适合的受孕时期。HIV 阳性一方接受抗病毒治疗且病毒达到持续抑制是 HIV 单阳家庭备孕的关键。另外，为了提高受孕成功率，准确计算排卵期非常重要，可以寻求妇产科医生的帮助。如果病毒载量检测不可及，建议进行抗病毒治疗半年以上再受孕，在这种情况下，建议寻求艾滋病领域专家的指导，必要时非感染方可以采取暴露前后预防用药等。

4）心理咨询：疾病的影响、自身的羞耻感、社会的歧视、亲人的不理解使艾滋病感染育龄妇女面临巨大的压力，加上女性本身在社会、家庭中处于弱势地位，抗病毒治疗本身是一个艰辛漫长的历程，医务人员要对感染育龄妇女进行心理疏导。

三、选择妊娠结局

艾滋病感染育龄妇女一旦怀孕，医务人员应给予耐心指导。

1. 开展预防母婴传播健康教育指导

告知艾滋病感染孕产妇及其家人，孕期若不采取干预措施，可以经怀孕、分娩和哺乳过程感染胎（婴）儿。采取有效措施，如服用抗病毒药物、安全助产等，可以减少母婴传播的风险。

2. 判断感染状况

通过临床检查及实验室检测，评估感染水平。免疫状态良好，病毒载量抑制，特别是规范治疗者，母婴传播风险小。病毒载量高，或有临床症状者，应告知其母婴传播风险高。艾滋病感染孕妇知情选择是否继续妊娠。

3. 评估妊娠风险

通过询问病史和必要检查，全面评估有无影响妊娠的危险因素。对于妊娠合并严重并发症者，经副主任医师以上任职资格的医生评估，如为不宜继续妊娠者，可建议终止妊娠，同时需要考虑选择终止妊娠的孕周。原则上应由副主任医师以上任职资格的医生进行终止妊娠的评估，必要时转诊。

四、避孕指导

避免非意愿妊娠，是预防母婴传播的重要策略之一。艾滋病感染育龄妇女避孕方法的选择，既要考虑其生理和心理变化，关注避孕方法的有效性和可接受性，又要不影响病程和治疗。医务人员要主动为艾滋病感染育龄妇女提供避孕指导，并鼓励其配偶/性伴参与。对于艾滋病感染育龄妇女，多数避孕方式都是安全有效的，提供避孕指导时，建议其与自己的配偶/性伴共同接受咨询，选择适宜的避孕方法。需要强调的是，艾滋病感染育龄妇女避孕方法的选择需关注三个问题：一是预防艾滋病及其他性传播疾病的传播，二是需要达到理想的避孕效果且易于长期接受，三是避孕方法不影响艾滋病病程和治疗。在众多的避孕方法中，安全套是唯一可预防性传播疾病的避孕方法。

(一) 安全套

通过物理方法阻止精子到达宫颈口，达到避孕目的，适用于所有的感染者，安全套是目前唯一可预防 HIV 传播的避孕方法，正确并坚持使用男用或女用安全套，能有效防止艾滋病及其他性传播疾病感染。但非正确使用安全套的避孕失败率相对较高。建议正确使用安全套。

(二) 激素避孕

激素避孕是通过抑制排卵、改变宫颈黏液性状等机制避孕。对于感染情况不严重、尚未开始抗病毒治疗的艾滋病感染育龄妇女，可以使用激素避孕。但对于正在抗病毒治疗的艾滋病感染育龄妇女，应考虑激素药物和抗病毒药物之间的相互作用。已有研究表明，依非韦伦、奈韦拉平、洛匹那韦利托那韦（克力芝）对雌激素水平有影响，不建议使用激素避孕。

1) 口服避孕药：人工合成的甾体类雌孕激素制剂，包括复方口服避孕药和单纯孕激素避孕药，避孕成功率高达 99％。艾滋病感染育龄妇女无论是否进行抗病毒治疗，均可选择口服避孕药。但此类避孕方式没有预防疾病传播的作用。要强调高效避孕的同时减少 HIV 传播，建议口服避孕药加安全套双重保护。艾滋病感染育龄妇女口服避孕药虽然安全有效，但实际中存在依从性较差的问题，医务人员需要为艾滋病感染育龄妇女提供更多避孕选择，如长效可逆避孕方法。

2) 注射避孕制剂：避孕制剂经皮下或肌内注射进入人体，药物持续缓慢地释放在体内以达到避孕效果。艾滋病感染育龄妇女无论是否进行抗病毒治疗，均可使用醋酸甲羟孕酮进行避孕，强调高效、长效避孕的同时，减少 HIV 传播，建议复方避孕针、单纯孕激素针加安全套双重保护。但在选用庚炔诺酮时，需考虑其与抗病毒药物之间的相互影响，要在知情同意下选择使用。

3) 皮下埋植剂：将孕激素与塑胶或硅橡胶等缓释材料制成胶囊或小棒，植入皮下后缓慢、恒定地释放药物入血而发挥长期避孕的作用。皮下埋植剂是艾滋病感染育龄妇女安全有效的避孕选择，未进行抗病毒治疗的艾滋病感染育龄妇女可无限制地使用皮下埋植剂。EFV 等抗病毒药物可能对皮下埋植剂避孕效果产生影响。建议皮下埋植剂加安全套双重保护。

(三) 宫内节育器

宫内节育器是放置在子宫腔内的避孕装置，通过缓慢释放铜离子或其他药物，改变子宫内膜酶系统活性，干扰精子运输、受精卵着床及囊胚发育而起到避孕作用。这是一种安全、有效、简便、经济、可逆的避孕工具，是全世界广泛使用的避孕方法之一。对未经治疗的艾滋病患者（ WHO 临床 3 期、临床 4 期）不建议放置宫内节育器，梅毒和乙肝感染妇女急性发病期不建议放置宫内节育器。HIV 感染（WHO 临床 1 期、临床 2 期）或者艾滋病患者经过有效治疗，可以放置宫内节育器。宫内节育器没有预防艾滋病、梅毒和乙肝感染的作用。建议放置宫内节育器加安全套双重保护。

（四）女性绝育手术

绝育手术为永久的避孕方法，不可逆转，适合于 HIV 感染、身体良好且无生育意愿的女性。考虑到绝育术的永久性，咨询中必须确保服务对象自愿知情选择，对于年轻未生育者以及不能耐受手术者，慎用绝育手术。

（五）安全期避孕

安全期避孕属于自然避孕法，具有自然、简便、经济的优点。但是女性一般不易掌握安全期，失败率高，不建议艾滋病感染育龄妇女采用安全期避孕。艾滋病感染育龄妇女由于服用抗病毒药物，可能引起月经周期变化和体温升高，不宜识别安全期，不建议安全期避孕。

（六）紧急避孕

通过一次性服用较大剂量的类固醇激素，抑制或延迟排卵、干扰子宫内膜发育（干扰受精卵着床），达到避孕的目的。紧急避孕仅作为 1 个月经周期内偶然1 次无保护性生活后采取的补救措施，避孕效果低于常规避孕方法。若在同一周期多次发生无保护性交，多次服用紧急避孕药，不仅达不到避孕效果，还容易引起月经紊乱，该方法不能作为常规避孕方法。

艾滋病、梅毒和乙肝感染妇女适宜的避孕方法见表 4-1。

表 4-1 艾滋病、梅毒和乙肝感染妇女适宜的避孕方法

避孕方法	艾滋病感染	梅毒感染	乙肝感染
安全套（可同时预防感染）	√	√	√
女性甾体类激素避孕药	√	√	√[4]
宫内节育器	√[1]	√[3]	√
哺乳闭经避孕	√[2]	√	√
女性绝育手术	√[1]	√	√[4]
阴道杀精剂	不适用	√	√
安全期避孕	不适用	√	√

注：1，晚期艾滋病患者不适用；2，人工喂养婴儿母亲不适用；3，患有盆腔炎时不应放置，性传播疾病感染风险高的妇女慎用；4，急性或暴发性乙肝感染时不适用。

激素类避孕药与抗逆转录病毒药物联合使用的临床相互作用见表4-2。

表4-2　激素类避孕药与抗逆转录病毒药物联合使用的临床相互作用

抗逆转录病毒药物	剂量推荐		
	口服	依托孕烯释放皮下埋植剂	经皮乙炔雌二醇/甲基孕酮
洛匹那韦/利托那韦	考虑替代药物或增加其他的避孕方法	无需调整剂量	无需调整剂量
阿扎那韦	口服避孕药应该包含≤30mcg的炔雌醇	无数据，考虑替代疗法或增加其他的避孕方法	无数据，考虑替代疗法或增加其他的避孕方法
阿扎那韦/利托那韦	口服避孕药应含有至少35mcg的乙炔雌二醇	无数据，考虑替代疗法或增加其他的避孕方法	无数据，考虑替代疗法或增加其他的避孕方法
所有其他的PIs	考虑替代疗法或增加其他的避孕方法	无数据，考虑替代疗法或增加其他的避孕方法	无数据，考虑替代疗法或增加其他的避孕方法
依非韦伦	考虑替代疗法或增加其他的避孕方法	考虑替代疗法或增加其他的避孕方法	考虑替代疗法或增加其他的避孕方法
依曲韦林	无需调整剂量	无需调整剂量	无需调整剂量
奈韦拉平	无需调整剂量	无需调整剂量	考虑替代疗法或增加其他的避孕方法
利匹韦林	无需调整剂量	无需调整剂量	无需调整剂量
恩曲他滨/利匹韦林/TDF	无需调整剂量	无需调整剂量	无需调整剂量
恩曲他滨/利匹韦林/替诺福韦艾拉酚胺	无需调整剂量	无需调整剂量	无需调整剂量
可比司他/埃替拉韦/恩曲他滨/TDF	评估激素类避孕药的风险和获益，考虑非激素类避孕方法	评估激素类避孕药的风险和获益，考虑非激素类避孕方法	评估激素类避孕药的风险和获益，考虑非激素类避孕方法
可比司他/埃替拉韦/恩曲他滨/替诺福韦艾拉酚胺	评估激素类避孕药的风险和获益，考虑非激素类避孕方法	评估激素类避孕药的风险和获益，考虑非激素类避孕方法	评估激素类避孕药的风险和获益，考虑非激素类避孕方法
多替拉韦	无需调整剂量	无需调整剂量	无需调整剂量
拉替拉韦（400mg每天2次，或1200mg每天1次）	无需调整剂量	无需调整剂量	无需调整剂量

第五章　信息管理

第一节　台账管理

台账是记录工作明细的一种重要形式。本书的台账主要是指基层工作人员在开展预防艾滋病、梅毒和乙肝母婴传播工作中使用的工具。四川省现有预防艾滋病、梅毒和乙肝母婴传播机构乡村工作台账，该台账是以全球预防艾滋病母婴传播综合预防策略为依据，结合我国、四川省工作实际而制定的育龄妇女、孕产妇、艾滋病感染育龄妇女、男性单阳家庭、艾滋病感染孕产妇及所生儿童、梅毒感染孕产妇及所生儿童、乙肝感染孕产妇及所生儿童管理登记册（七类人群）。通过七类人群台账的建立，规范信息工作，明确重点人群，提高工作效率，促进预防母婴传播个案精细化管理。

预防艾滋病母婴传播台账管理人群见图5-1。

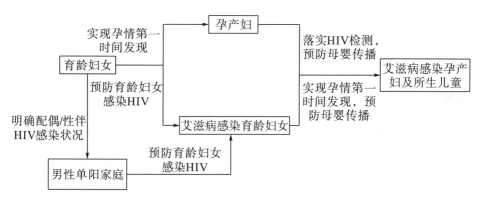

图5-1　预防艾滋病母婴传播台账管理人群

一、台账目录

1）四川省预防艾滋病、梅毒和乙肝母婴传播育龄妇女管理登记册。

2）四川省预防艾滋病、梅毒和乙肝母婴传播孕产妇管理登记册。

3）四川省预防艾滋病、梅毒和乙肝母婴传播艾滋病感染育龄妇女管理登记册。

4）四川省预防艾滋病、梅毒和乙肝母婴传播男性单阳家庭管理登记册。

5）四川省预防艾滋病、梅毒和乙肝母婴传播艾滋病感染孕产妇及所生儿童管理登记册。

6）四川省预防艾滋病、梅毒和乙肝母婴传播梅毒感染孕产妇及所生儿童管理登记册。

7）四川省预防艾滋病、梅毒和乙肝母婴传播乙肝感染孕产妇及所生儿童管理登记册。

二、工作要求

专人负责，动态管理，每月更新，包括收集、报告、审核、管理及质量控制等，确保上报及时性、完整性和准确性。

三、上报原则和流程

属地管理、逐级上报。村（社区）级通过入户，收集更新基础数据；乡（镇）级汇总村（社区）级台账，初步审核与分析；县（市、区）级汇总乡（镇）级台账，审核、上报、分析、管理及质量控制；市（州）级汇总县（市、区）级台账，审核、分析、管理及质量控制。

四、填报说明

（一）四川省预防艾滋病、梅毒和乙肝母婴传播育龄妇女管理登记册（表5-1）

表5-1 四川省预防艾滋病、梅毒和乙肝母婴传播育龄妇女管理登记册

_____ 市（州） _____ 县（市、区） _____ 乡（镇） _____ 村

序号	姓名	民族	身份证号	出生日期	现住址	户籍地址	联系电话	婚姻状况	生育避孕情况			备注
									生育子女数		长效避孕措施 0.否 1.结扎 2.安环 3.其他	
									男	女		
1	某某	汉	512……	某年某月	某市某区某镇某村某号	某市某区某镇某村某号	136……	初婚	1	0	0	

艾滋病、梅毒和乙肝检测情况

艾滋病				梅毒				乙肝					
快检/初筛试验结果	补充试验结果	检测时间	未检测	梅毒螺旋体抗原血清学试验结果	非梅毒螺旋体抗原血清学试验结果	检测时间	未检测	表面抗原结果	表面抗体结果	e抗原结果	e抗体结果	核心抗体结果	检测时间
—	/	/	√	/	/	/	/	—	+	—	—	—	某年某月某日

配偶/性伴情况			孕情检测（每3个月检测1次）							分片包干责任人
姓名	艾滋病检测情况		第1次		第2次		第3次		第4次	
	检测结果	未检测	检测时间	检测结果	检测时间	检测结果	检测时间	检测结果	检测时间	检测结果	
王某某	/		……	—	某年某月某日	—	某年某月某日	—	……	+	李某

1. 定义

目标人群为 15~49 岁常住本地育龄妇女，基础数据可来源于政府部门、基本公共卫生信息、妇幼信息、村医/母婴员入户等。

2. 基础信息

序号：按辖区育龄妇女人数依次编号，每个妇女对应一个唯一的编号，不能重复编号。

姓名：请填写育龄妇女的姓名，与身份证（或户口本、军官证等有效证件）上的姓名一致。

民族：请填写相应民族，如彝族、汉族等。

身份证号：请填写 18 位身份证号码。

出生日期：请填写公历出生的年月日，如 2000－01－01。若确实无法获得，请填写周岁。

现住址：请详细填写育龄妇女现居住地地址，具体到门牌号。

户籍地址：请详细填写育龄妇女户口所在地址，具体到门牌号。

联系电话：请填写能联系到育龄妇女本人的联系方式。

婚姻状况：请直接填写类型，如未婚、初婚、再婚、同居、离婚、丧偶。未婚指从未结过婚。初婚指第一次结婚。再婚指离婚或丧偶后再次结婚。同居指未办理国家法律婚姻登记手续，但共同居住生活。离婚指因各种原因，夫妻双方已解除婚姻关系并且未再婚。丧偶指配偶去世未再婚。

3. 生育避孕情况

生育子女数：请直接在对应的男、女栏填写个数。

长效避孕措施：请直接填写数字，"0"指否，"1"指结扎，"2"指安环，"3"指其他（可具体说明）。

4. 艾滋病、梅毒和乙肝检测情况

艾滋病：如果未接受检测，请勾选"未检测"；若接受了快检/初筛试验，请直接填写检测时间，填写结果"＋"或"－"；若接受补充试验，请直接填写检测结果"＋"或"－"。

梅毒：如果未接受检测，请勾选"未检测"；若接受了梅毒螺旋体血清学试验/非梅毒螺旋体血清学试验，请直接填写检测时间。若接受了梅毒螺旋体血清学试验，请直接填写结果"＋"或"－"；若接受了非梅毒螺旋体血清学试验，请直接填写结果"－"或"滴度"。

乙肝：如果未接受检测，请勾选"未检测"；若接受了乙肝检测，请直接填写检测时间，并在检测项目栏（表面抗原结果、表面抗体结果、e 抗原结果、e 抗体结果、核心抗体结果）填写检测结果"＋"或"－"。

5. 孕情检测

第1次：请填写育龄妇女在1~3月接受孕情检测的情况。如果未接受检测，请勾选"未检测"，可备注原因，如外出、羁押、外嫁等。如果接受了检测，请填写检测时间。检测结果未怀孕则填写"－"；如果已确诊怀孕则填"＋"，可备注孕周，但分娩后继续按要求开展孕情检测。

第2次：请填写育龄妇女在4~6月接受孕情检测的情况。如果未接受检测，请勾选"未检测"，可备注原因，如外出、羁押、外嫁等。如果接受了检测，请填写检测时间。检测结果未怀孕则填写"－"；如果已确诊怀孕则填"＋"，可备注孕周，但分娩后继续按要求开展孕情检测。

第3次：请填写育龄妇女在7~9月接受孕情检测的情况。如果未接受检测，请勾选"未检测"，可备注原因，如外出、羁押、外嫁等。如果接受了检测，请填写检测时间。检测结果未怀孕则填写"－"；如果已确诊怀孕则填"＋"，可备注孕周，但分娩后继续按要求开展孕情检测。

第4次：请填写育龄妇女在10~12月接受孕情检测的情况。如果未接受检测，请勾选"未检测"，可备注原因，如外出、羁押、外嫁等。如果接受了检测，请填写检测时间。检测结果未怀孕则填写"－"；如果已确诊怀孕则填"＋"，可备注孕周，但分娩后继续按要求开展孕情检测。

6. 配偶/性伴情况

如果没有配偶/性伴，则不填写相关信息。如果有配偶/性伴，请填写配偶/性伴信息。

艾滋病检测情况：如果未接受检测，请勾选"未检测"；若接受了快检/初筛试验，请直接填写检测时间，填写结果"＋"或"－"。

7. 分片包干责任人

请填写分片包干责任人信息。

8. 备注

请根据工作实际，备注说明育龄妇女的特殊情况。

（二）四川省预防艾滋病、梅毒和乙肝母婴传播孕产妇管理登记册（表5-2）

表5-2 四川省预防艾滋病、梅毒和乙肝母婴传播孕产妇管理登记册

____市（州） ____县（市、区） ____乡（镇） ____村

序号	姓名	民族	年龄	现住址	户籍地址	联系电话	末次月经	预产期	孕次	产次	孕情发现孕周
1	某某	汉	29	某市某区某镇某村某组某号	某市某县某乡某组某号	136……	某年某月某日	某年某月某日	2	1	孕 11^{+1} 周

艾滋病、梅毒和乙肝咨询检测情况

首次检测时期			艾滋病检测			梅毒检测			乙肝检测					
孕期检测孕周	产时	产后	未检测	快检/初筛试验结果	补充试验验结果	未检测	梅毒螺旋体抗原血清学试验结果	非梅毒螺旋体抗原血清学试验结果	未检测	表面抗原结果	表面抗体结果	e抗原结果	e抗体结果	核心抗体结果
孕 12^{+2} 周	/	/	/	+	+	/	+	-	/	-	-	-	-	-

是否咨询：是

孕期保健机构	孕期保健					妊娠分娩情况				产后访视时间			管理责任人	备注
	第1次	第2次	第3次	第4次	第5次	是否终止妊娠	已分娩			第1次	第2次	第3次		
							分娩时间	分娩地点	分娩方式					
某某医院	孕 12^{+2} 周	孕 16^{+5} 周	孕 22^{+6} 周	孕 32^{+5} 周	孕 36^{+4} 周	否	某年某月某日	某某医院	阴道产	某年某月某日	某年某月某日	某年某月某日	李某	-

1. 定义

目标人群为辖区孕产妇，数据可来源于医疗卫生机构、村医/母婴员入户等。

2. 基础信息

序号：按辖区孕产妇人数依次编号，每个孕产妇对应一个唯一的编号，不能重复编号。

姓名：请填写孕产妇的姓名，与身份证（或户口本、军官证等有效证件）上的姓名一致。

民族：请填写相应民族，如彝族、汉族等。

年龄：请填写周岁。

现住址：请详细填写孕产妇现居住地地址，具体到门牌号。

户籍地址：请详细填写孕产妇户口所在地址，具体到门牌号。

联系电话：请填写能联系到孕产妇本人的联系方式。

末次月经：请填写公历日期。末次月经时间指最后一次月经来潮的第一天。

预产期：请根据本次妊娠末次月经时间计算并填写预产期。预产期计算公式：末次月经第一天的月份数减 3（或月份数≤3 时加 9），日期数加 7 即为预产期的日期。应用公历日期计算。

孕次：请填写所有的妊娠次数（含本次）。

产次：请填写既往满孕 28 周后妊娠终止的次数，不考虑妊娠终止方式及妊娠结局（不含本次）。

孕情发现孕周：请填写医疗卫生机构发现孕情并纳入管理的时期。

3. 艾滋病、梅毒和乙肝咨询检测情况

是否咨询：如果接受了咨询，请填写"是"；如果未接受咨询，请填写"否"。

HIV 既往感染：如果在本次怀孕前已明确 HIV 感染，请填写"是"；否则，请填写"否"。

首次检测时期：请填写孕产妇第一次接受艾滋病、梅毒和乙肝检测的孕周，如是产时或产后，请在相应地方进行勾选。

艾滋病检测：如果未接受检测，请勾选"未检测"；若接受了快检/初筛试验，请直接填写检测时间，填写结果"＋"或"－"；若接受了补充试验，请直接填写检测结果"＋"或"－"。

梅毒检测：如果未接受检测，请勾选"未检测"；若接受了梅毒螺旋体血清学试验，请直接填写结果"＋"或"－"；若接受了非梅毒螺旋体血清学试验，请直接填写结果"－"或"滴度"。

乙肝检测：如果未接受检测，请勾选"未检测"；若接受了乙肝检测，请直接填写检测时间，并在检测项目栏（表面抗原结果、表面抗体结果、e 抗原结果、e 抗体结果、核心抗体结果）填写检测结果"＋"或"－"。

4. 孕期保健

孕期保健机构及时间：请填写孕产妇主要接受孕期保健的机构，并填写每次孕期保健时间。

5. 妊娠分娩情况

是否终止妊娠：如果孕产妇已经终止妊娠，请填写"是"；否则，请填写"否"，并填写分娩时间、分娩地点、分娩方式。

6. 产后访视时间

请直接填写产后访视时间。

7. 管理责任人

请填写管理责任人信息。

8. 备注

请根据工作实际，备注说明孕产妇的特殊情况。

（三）四川省预防艾滋病、梅毒和乙肝母婴传播艾滋病感染育龄妇女管理登记册（表5－3）

表5-3　四川省预防艾滋病、梅毒和乙肝母婴传播艾滋病感染育龄妇女管理登记册

市（州）＿＿＿　县（市、区）＿＿＿　乡（镇）＿＿＿　村＿＿＿

序号	姓名	出生年月	现住址	户籍地址	联系电话	婚姻状况	生育子女数（男）	生育子女数（女）	长效避孕措施 0.否 1.结扎 2.安环 3.其他	近两年是否有生育意愿	确认HIV感染时间	未服药原因	开始服药时间	用药方案	是否漏服	是否停药	备注（管理责任人）
1	某某	某年某月某日	某市某区某镇某街道某号	某市某县某乡某组某村某号	136……	初婚	1	1	1	否	某年某月某日	/	某年某月某日	ATT+3TC+LPV/r	否	否	张三
2	某某	某年某月某日	某市某区某镇某街道某号	某市某县某乡某组某村某号	159……	再婚	1	0	0	是	某年某月某日	/	某年某月某日	TDF+3TC+LPV/r	否	否	张三

抗病毒治疗情况

CD4+T淋巴细胞检测 检测时间	CD4+T淋巴细胞检测 检测结果（个/mm³）	病毒载量检测 检测时间	病毒载量检测 检测结果（copies/mL）	其他检测	第1次 未检测	第1次 检测结果	第1次 检测时间	第2次 未检测	第2次 检测结果	第2次 检测时间	第3次 未检测	第3次 检测结果	第3次 检测时间	第4次 未检测	第4次 检测结果	第4次 检测时间	第5次 未检测	第5次 检测结果	第5次 检测时间	第6次 未检测	第6次 检测结果	第6次 检测时间
某年某月某日	600	某年某月某日	560	/	√	/	/	√	/	/	√	/	/	√	/	/		-	某年某月某日		-	某年某月某日
某年某月某日	600	某年某月某日	480	/		-	某年某月某日		+	某年某月某日	√	/	/	√	/	/		-	某年某月某日		-	/

孕情检测（每2个月检测1次）

1. 定义

目标人群为 15~49 岁常住本地艾滋病感染育龄妇女，数据可来源于疾病预防控制中心、抗病毒治疗定点医疗机构和妇幼保健机构等。

2. 基础信息

序号：按辖区艾滋病感染育龄妇女人数依次编号，每个感染育龄妇女对应一个唯一的编号，不能重复编号。

姓名：请填写艾滋病感染育龄妇女的姓名，与身份证（或户口本、军官证等有效证件）上的姓名一致。

出生年月（年龄）：请填写公历出生的年月日，如 2000-01-01。若确实无法获得，请填写周岁。

现住址：请详细填写艾滋病感染育龄妇女现居住地地址，具体到门牌号。

户籍地址：请详细填写艾滋病感染育龄妇女户口所在地址，具体到门牌号。

联系电话：请填写能联系到艾滋病感染育龄妇女本人的联系方式。

婚姻状况：请直接填写类型，如未婚、初婚、再婚、同居、离婚、丧偶。未婚指从未结过婚。初婚指第一次结婚。再婚指离婚或丧偶后再次结婚。同居指未办理国家法律婚姻登记手续，但共同居住生活。离婚指因各种原因，夫妻双方已解除婚姻关系并且未再婚。丧偶指配偶去世未再婚。

3. 生育避孕情况

生育子女数：请直接在对应的男、女栏填写个数。

长效避孕措施：请直接填写数字，"0"指否，"1"指结扎，"2"指安环，"3"指其他（可具体说明）。

近两年是否有生育意愿：请直接填写"是""否"。

4. 确认 HIV 感染时间、抗病毒治疗情况

确认 HIV 感染时间：请填写艾滋病感染育龄妇女明确感染的时间。

未服药原因：如果艾滋病感染育龄妇女现在未接受抗病毒治疗，请直接勾选"未服药"，并填写原因。

开始服药时间和用药方案：如果艾滋病感染育龄妇女正在接受抗病毒治疗，请填写开始服药时间、用药方案。

是否漏服：如果存在漏服情况，请填写"是"并注明漏服时长；否则，请填写"否"。

是否停药：如果存在停药情况，请填写"是"；否则，请填写"否"。

CD4＋T 淋巴细胞检测：请直接填写艾滋病感染育龄妇女最近一次接受 CD4＋T 淋巴细胞检测时间和检测结果；也可增加列，填写历次 CD4＋T 淋巴细胞检测时间和检测结果。

病毒载量检测：请直接填写艾滋病感染育龄妇女最近一次接受病毒载量检测

的时间和检测结果；也可增加列，填写历次病毒载量检测的时间和检测结果。

其他检测：请直接检测内容和检测结果，如血常规、尿常规、肝肾功能、血脂、血糖等。

5. 孕情检测

第 1 次：请填写艾滋病感染育龄妇女在 1～2 月接受孕情检测的情况。如果未接受检测，请勾选"未检测"，可备注原因，如外出、羁押、外嫁等。如果接受了检测，请填写检测时间。检测结果未怀孕则填写"－"；如果已确诊怀孕则填"＋"，可备注孕周，但分娩后继续按要求开展孕情检测。

第 2 次：请填写艾滋病感染育龄妇女在 3～4 月接受孕情检测的情况。如果未接受检测，请勾选"未检测"，可备注原因，如外出、羁押、外嫁等。如果接受了检测，请填写检测时间，检测结果未怀孕则填写"－"；如果已确诊怀孕则填"＋"，可备注孕周，但分娩后继续按要求开展孕情检测。

第 3 次：请填写艾滋病感染育龄妇女在 5～6 月接受孕情检测的情况。如果未接受检测，请勾选"未检测"，可备注原因，如外出、羁押、外嫁等。如果接受了检测，请填写检测时间。检测结果未怀孕则填写"－"；如果已确诊怀孕则填"＋"，可备注孕周，但分娩后继续按要求开展孕情检测。

第 4 次：请填写艾滋病感染育龄妇女在 7～8 月接受孕情检测的情况。如果未接受检测，请勾选"未检测"，可备注原因，如外出、羁押、外嫁等。如果接受了检测，请填写检测时间。检测结果未怀孕则填写"－"；如果已确诊怀孕则填"＋"，可备注孕周，但分娩后继续按要求开展孕情检测。

第 5 次：请填写艾滋病感染育龄妇女在 9～10 月接受孕情检测的情况。如果未接受检测，请勾选"未检测"，可备注原因，如外出、羁押、外嫁等。如果接受了检测，请填写检测时间。检测结果未怀孕则填写"－"；如果已确诊怀孕则填"＋"，可备注孕周，但分娩后继续按要求开展孕情检测。

第 6 次：请填写艾滋病感染育龄妇女在 11～12 月接受孕情检测的情况。如果未接受检测，请勾选"未检测"，可备注原因，如外出、羁押、外嫁等。如果接受了检测，请填写检测时间。检测结果未怀孕则填写"－"；如果已确诊怀孕则填"＋"，备注孕周，但分娩后继续按要求开展孕情检测。

6. 管理责任人

请填写管理责任人信息。

7. 备注

请根据工作实际，备注说明艾滋病感染育龄妇女的特殊情况。

（四）四川省预防艾滋病、梅毒和乙肝母婴传播男性单阳家庭管理登记册（表 5－4）

表5-4 四川省预防艾滋病、梅毒和乙肝母婴传播男性单阳家庭管理登记册

市（州）＿＿＿ 县（市、区）＿＿＿ 乡（镇）＿＿＿ 村＿＿＿

序号	男方姓名	男方年龄	家庭住址	确认感染时间	男方抗病毒治疗情况					女方姓名	女方年龄	生育情况					联系电话
					未服药	抗病毒服药情况						生育子女数		长效避孕措施 0.否 1.结扎 2.安环 3.其他	近两年是否有生育意愿		
						开始服药时间	用药方案	是否停药	是否漏服			男	女				
1	某某	26	某市某县某村某组某号	某年某月某日	/	某年某月某日	ATT＋3TC＋LPV/r	未停药	否	某某	25	1	0	0	是		136……

艾滋病检测情况				女方检测情况								女方孕情检测（每3个月检测1次）												管理责任人	备注
				梅毒检测				乙肝检测			第1次			第2次			第3次			第4次					
未检测	检测时间	快检/初筛试验结果	确认结果	未检测	检测时间	梅毒螺旋体抗原血清试验结果	非梅毒螺旋体抗原血清试验结果	未检测	检测时间	检测结果	未检测	检测时间	检测结果	未检测	检测时间	检测结果	未检测	检测时间	检测结果	未检测	检测时间	检测结果			
/	某年某月某日	＋	有反应	√	/	/	/	√	/	/	√	/	/	√	/	/	某年某月某日	/	-	某年某月某日	/	-	张三	

1. 定义

目标人群为夫妻/配偶双方中，男方明确 HIV 感染，女方未感染 HIV 且年龄在 15~49 岁的家庭，数据可来源于疾病预防控制中心、抗病毒治疗定点医疗机构和妇幼保健机构等。

2. 男方基本信息

序号：按辖区男性单阳家庭数依次编号，每个男性单阳家庭对应一个唯一的编号，不能重复编号。

男方姓名：请填写男性单阳家庭中男方的姓名，与身份证（或户口本、军官证等有效证件）上的姓名一致。

男方年龄：请填写周岁。

家庭住址：请详细填写男性单阳家庭地址，具体到门牌号。

确认感染时间：请填写男性单阳家庭中男方明确感染的时间。

3. 男方抗病毒药物治疗情况

未服药：如果男方现在未接受抗病毒治疗，请直接勾选"未服药"，并填写原因。

开始服药时间和用药方案：如果男性单阳家庭中男方正在接受抗病毒治疗，请填写开始服药时间、用药方案；

是否停药：如果存在停药情况，请填写"是"；否则，请填写"否"。

是否漏服：如果存在漏服情况，请填写"是"；否则，请填写"否"。

4. 女方情况

女方姓名：请填写男性单阳家庭中女方的姓名，与身份证（或户口本、军官证等有效证件）上的姓名一致。

女方年龄：请填写周岁。

生育子女数：请直接在对应的男、女栏填写个数。

长效避孕措施：请直接填写数字，"0"指否，"1"指结扎，"2"指安环，"3"指其他（可具体说明）。

近两年是否有生育意愿：请直接填写"是""否"。

联系电话：请填写能联系到妇女本人的联系方式。

5. 女方检测情况

艾滋病检测：如果未接受检测，请勾选"未检测"；若接受了快检/初筛试验，请直接填写检测时间，填写结果"＋"或"－"；若接受了补充试验，请直接填写检测结果"＋"或"－"。

梅毒检测：如果未接受检测，请勾选"未检测"；若接受了梅毒螺旋体血清学试验，请直接填写结果"－"或"＋"；若接受了非梅毒螺旋体血清学试验，请直接填写结果"－"或"滴度"。

乙肝检测：若未接受检测，请勾选"未检测"；若接受了乙肝表面抗原检测，请填写结果"－"或"＋"。

6. 女方孕情检测情况

第1次：请填写育龄妇女在1~3月接受孕情检测的情况。如果未接受检测，请勾选"未检测"，可备注原因，如外出、羁押、外嫁等。如果接受了检测，请填写检测时间。检测结果未怀孕则填写"－"；如果已确诊怀孕则填"＋"，可备注孕周，但分娩后继续按要求开展孕情检测。

第2次：请填写育龄妇女在4~6月接受孕情检测的情况。如果未接受检测，请勾选"未检测"，可备注原因，如外出、羁押、外嫁等。如果接受了检测，请填写检测时间。检测结果未怀孕则填写"－"；如果已确诊怀孕则填"＋"，可备注孕周，但分娩后继续按要求开展孕情检测。

第3次：请填写育龄妇女在7~9月接受孕情检测的情况。如果未接受检测，请勾选"未检测"，可备注原因，如外出、羁押、外嫁等。如果接受了检测，请填写检测时间。检测结果未怀孕则填写"－"；如果已确诊怀孕则填"＋"，可备注孕周，但分娩后继续按要求开展孕情检测。

第4次：请填写育龄妇女在10~12月接受孕情检测的情况。如果未接受检测，请勾选"未检测"，可备注原因，如外出、羁押、外嫁等。如果接受了检测，请填写检测时间。检测结果未怀孕则填写"－"；如果已确诊怀孕则填"＋"，可备注孕周，但分娩后继续按要求开展孕情检测。

7. 管理责任人

请填写管理责任人信息。

8. 备注

请根据工作实际，备注说明男性单阳家庭的特殊情况。

（五）四川省预防艾滋病、梅毒和乙肝母婴传播艾滋病感染孕产妇及所生儿童管理登记册（表5-5）

表5-5 四川省预防艾滋病、梅毒和乙肝母婴传播艾滋病感染孕产妇及所生儿童管理登记册

市（州）_____ 县（市、区）_____ 乡（镇）_____ 村_____

序号	孕产妇姓名	年龄	身份证号	现住址	户籍地址	联系电话	末次月经时间	预产期	孕次	产次	现有子女数	孕情发现孕周	是否既往感染	确认感染时间	其他检测
1	李某	29	512……	某市某县某村某组某号	某市某县某村某组某号	158……	某年某月某日	某年某月某日	2	1	1	孕12^{+3}周	否	某年某月某日	/
2	李某	30	513……	某市某县某村某组某号	某市某县某村某组某号	130……	某年某月某日	某年某月某日	3	1	2	孕7^{+6}周	是	某年某月某日	/

孕产妇病毒治疗情况

| 服药 | | | | 未服药原因 | 病毒载量 | | | | | | CD4+T淋巴细胞 | | | | | |
开始服药时间	用药方案	是否漏服	是否停药		检测时间	检测结果(copies/mL)	检测时间	检测结果(copies/mL)	检测时间	检测结果(copies/mL)	检测时间	检测结果(个/mm³)	检测时间	检测结果(个/mm³)	检测时间	检测结果(个/mm³)
孕12^{+3}周	ATT+3TC+LPV/r	否	否	/	孕12^{+6}周	400	孕20周	450	孕34周	450	孕12^{+6}周	800	孕20周	820	孕34周	850
0周	ATT+3TC+LPV/r	否	否	/	孕8周	300	孕25周	280	孕35周	350	孕8周	400	孕25周	420	孕35周	450

续表 5-5

配偶/性伴HIV检测情况				孕期保健情况					妊娠分娩情况						产后访视时间			
未检测	检测时间	检测结果	孕期保健机构	第1次	第2次	第3次	第4次	第5次	继续妊娠	终止妊娠 1.自然流产 2.人工终止妊娠	妊娠及避孕措施 0.否 1.结扎 2.安环 3.其他	分娩时间	分娩地点	分娩方式	第1次	第2次	第3次	未规范随访原因
/	某年某月某日	—	某医院	孕12周	孕20周	孕28周	孕34周	孕36周	√			某年某月某日	某医院	剖宫产	某年某月某日	某年某月某日	某年某月某日	/
/	某年某月某日	—	某医院						√			某年某月某日	某医院	阴道产	某年某月某日	某年某月某日	某年某月某日	/

儿童姓名	性别	出生体重	存活情况	预防性抗病毒药物应用情况						婴儿喂养方式			儿童随访					
				未服药	开始服药时间	用药方案	停药时间	是否漏服	未规范服药原因	人工喂养	纯母乳喂养	混合喂养	1月龄	3月龄	6月龄	9月龄	12月龄	18月龄
某某	男	2659g	是	/	出生后2小时	AZT	4周	否	/	√			某年某月某日	某年某月某日	某年某月某日	某年某月某日	某年某月某日	某年某月某日
某某	女	3150g	是	/	出生后3小时	NVP	4周	否	/	√			某年某月某日	某年某月某日	某年某月某日	某年某月某日	某年某月某日	某年某月某日

儿童早期诊断							儿童艾滋病检测					艾滋病感染儿童治疗管理情况			管理责任人	备注
第1次		第2次		第3次		未规范早期诊断检测原因	12月龄检测		18月龄检测		未规范进行艾滋病检测原因	纳入抗病毒治疗时间	抗病毒治疗管理机构	未纳入抗病毒治疗原因		
检测时间	检测结果	检测时间	检测结果	检测时间	检测结果		检测时间	检测结果	检测时间	检测结果						
某年某月某日	阳性	某年某月某日	阴性	某年某月某日	阴性	/	某年某月某日	阳性	某年某月某日	阴性		/	/	/	李某	
某年某月某日	阴性	某年某月某日	阴性	某年某月某日	阴性	/	某年某月某日	阳性	某年某月某日	阴性	/	/	/	/	李某	

1. 定义

目标人群为明确感染 HIV 的孕产妇及其所生儿童，数据可来源于医疗机构等。

2. 孕产妇基本信息

序号：按辖区艾滋病感染孕产妇人数依次编号，每个艾滋病感染孕产妇对应一个唯一的编号，不能重复编号。

孕产妇姓名：请填写艾滋病感染孕产妇的姓名，与身份证（或户口本、军官证等有效证件）上的姓名一致。

年龄：请填写周岁。

身份证号：请填写 18 位身份证号码。

现住址：请详细填写艾滋病感染孕产妇现居住地地址，具体到门牌号。

户籍地址：请详细填写艾滋病感染孕产妇户口所在地址，具体到门牌号。

联系电话：请填写能联系到艾滋病感染孕产妇本人的联系方式。

末次月经时间：请填写公历日期。末次月经时间指最后一次月经来潮的第一天。

预产期：请根据本次妊娠末次月经时间计算并填写预产期。预产期计算公式：末次月经第一天的月份数减 3（或月份数≤3 时加 9），日期数加 7 即为预产期的日期。应用公历日期计算。

孕次：请填写所有的妊娠次数（含本次）。

产次：请填写既往满孕 28 周后妊娠终止的次数，不考虑妊娠终止方式及妊娠结局（不含本次）。

现有子女数：请直接填写个数。

孕情发现孕周：请填写医疗卫生机构发现孕情并纳入管理的时期。

确认感染时间：如果在本次怀孕前已明确 HIV 感染，请在是否既往感染相应栏目填写"是"，并填写明确感染的时间。

3. 孕产妇抗病毒治疗情况

未服药原因：如果孕产妇现在未接受抗病毒治疗，请直接勾选"未服药"，并填写原因。

服药：如果孕产妇正在接受抗病毒治疗，填写开始服药时间、用药方案。如果存在漏服或停药情况，请填写"是"并做说明；否则，请填写"否"。

病毒载量：请填写孕产妇孕早、中、晚期接受病毒载量检测的时间和检测结果。孕早期指孕 $0\sim12^{+6}$ 周，孕中期指孕 $13\sim27^{+6}$ 周，孕晚期指孕 28 周到分娩前，建议孕晚期检测孕周为孕 34～36 周，在分娩前获得检测结果。若有多次检测结果，可增加列记录检测情况。

CD4+T淋巴细胞：请填写孕产妇每3个月接受1次CD4+T淋巴细胞检测的时间和检测结果。若有多次检测结果，可增加列记录检测情况。

其他检测：请直接填写检测内容和检测结果，如血常规、尿常规、肝肾功能、血脂、血糖等。

4. 配偶/性伴HIV检测情况

未检测：若配偶/性伴未接受HIV检测，请勾选"未检测"。

检测时间和检测结果：请填写艾滋病感染孕产妇本次妊娠期间配偶/性伴接受HIV检测时间，并填写结果"＋"或"－"。如果配偶/性伴为既往HIV感染者，请直接填写其确认感染时间和结果。

5. 孕期保健情况

孕期保健机构及时间：请填写孕产妇接受孕期保健的机构，并填写每次孕期保健时间。

6. 妊娠分娩情况

继续妊娠：如果继续妊娠，请勾选"继续妊娠"。

终止妊娠及避孕措施：如果孕产妇已经终止妊娠，请直接填写数字，"1"指自然流产，"2"指人工终止妊娠。请填写终止妊娠后避孕措施情况，请直接填写数字，"0"指否，"1"指结扎，"2"指安环，"3"指其他（可具体说明）。

分娩：如果孕产妇已经分娩，请直接填写分娩时间、分娩地点、分娩方式。

7. 产后访视时间

请直接填写产后访视时间。

8. 儿童基本信息

儿童姓名：请填写感染产妇分娩婴儿的姓名，与"出生医学证明"的姓名一致。如果尚未取名，可描述为"感染产妇姓名＋之子/女"。

性别：请填写相应性别，如"男""女"。

出生体重：请填写相应数值，出生体重指婴儿出生1小时内的体重，单位为"克"。

存活情况：如果婴儿为存活状态，请填"是"；否则，请填"否"。

9. 预防性抗病毒药物应用情况

未服药：如果儿童未接受预防性抗病毒药物，请直接勾选"未服药"，并填写原因。

服药：如果儿童正在接受预防性抗病毒药物，请填写开始服药时间（精确到分）、用药方案、停药时间。如果存在漏服情况，请填写"是"，并备注原因。否则，请填写"否"。

10. 婴儿喂养方式

请在人工喂养、纯母乳喂养、混合喂养相应选项勾选。人工喂养指完全采用配方奶、兽乳或其他母乳替代品喂哺婴儿；纯母乳喂养指只用母乳喂养婴儿，除维生素、微量元素制剂或药物外，不给婴儿任何其他液体或固体状食物（包括水）；混合喂养指以母乳喂哺婴儿，但同时还以其他液体或固体状食物（包括水、配方奶、其他兽乳或母乳替代品等）喂哺婴儿。

11. 儿童早期诊断

第1次：请填写儿童接受第1次早期诊断的检测时间和检测结果，建议检测时间在儿童出生后48小时内。检测时间是指儿童采血时间，检测结果以早期诊断检测结果报告单为准。

第2次：请填写儿童接受第2次早期诊断的检测时间和检测结果，建议检测时间在儿童出生后6周，若第1次早期诊断检测为阳性，则尽快采集标本送检。检测时间是指儿童采血时间，检测结果以早期诊断检测结果报告单为准。

第3次：请填写儿童接受第3次早期诊断的检测时间和检测结果，建议检测时间在儿童出生后3个月。检测时间是指儿童采血时间，检测结果以早期诊断检测结果报告单为准。

12. 儿童艾滋病检测

12月龄：请填写儿童接受12月龄艾滋病检测的时间和检测结果。

18月龄：请填写儿童接受18月龄艾滋病检测的时间和检测结果。若该阶段有多个检测，请填写这个时段第一个检测方法的具体日期，检测结果则填写更高级别的检测。

13. 艾滋病感染儿童治疗管理情况

如果儿童为2次早期诊断检测阳性或者18月龄艾滋病检测阳性，已转介到相应治疗机构接受管理，请填写纳入抗病毒治疗时间和抗病毒治疗管理机构。若未纳入抗病毒治疗管理，请填写未纳入抗病毒治疗原因。儿童未感染，可不填写，或用"/"填充。

14. 管理责任人

请填写管理责任人信息。

15. 备注

请根据工作实际，备注说明艾滋病感染孕产妇及所生儿童的特殊情况。

（六）四川省预防艾滋病、梅毒和乙肝母婴传播梅毒感染孕产妇及所生儿童管理登记册（表5-6）

表5-6　四川省预防艾滋病、梅毒和乙肝母婴传播梅毒感染孕产妇及所生儿童管理登记册

　市（州）_____　县（市、区）_____　乡（镇）_____　村_____

序号	孕产妇姓名	年龄	身份证号	现住址	户籍地址	联系电话	末次月经时间	预产期	孕次	产次	现有子女数	孕情发现孕周
1	刘某	27	511……	某市某县某镇某村某组某号	某市某区某街某号	135……	某年某月某日	某年某月某日	1	0	1	孕10^{+5}周

孕产妇梅毒检测情况

梅毒螺旋体抗原血清学试验		非梅毒螺旋体抗原血清学试验	
检测时间	检测结果	检测时间	检测结果
某年某月某日	＋	某年某月某日	1：8

孕产妇梅毒治疗情况

开始治疗时间	结束治疗时间	治疗药物名称	是否规范治疗
某年某月某日	某年某月某日	苄星青霉素	是

配偶/性伴梅毒检测情况

检测时间	检测结果	未检测
某年某月某日	－	/

产后访视情况

产后访视时间		
第1次	第2次	第3次
某年某月某日	某年某月某日	某年某月某日

妊娠分娩及避孕情况

终止妊娠（1.自然流产 2.人工终止妊娠）	继续妊娠	终止妊娠及避孕措施（0.否 1.结扎 2.安环 3.其他）
/	√	/

分娩

分娩时间	分娩地点	分娩方式	分娩前非梅毒螺旋体抗原血清学试验定量检测结果
某年某月某日	某某医院	阴道产	1：2

新生儿梅毒检测及诊断

检测			先天梅毒诊断情况（1.诊断 2.排除 3.随访待诊）
检测方法	检测时间	检测结果	
TRUST/TP	某年某月某日	1：2/＋	3

儿童预防性治疗情况

治疗			未治疗	未检测
治疗时间	治疗药物名称	药物剂量		
某年某月某日	苄星青霉素	5万单位/kg	/	/

儿童姓名	性别	出生体重（g）	存活情况
王某	男	2689	是

表 5-6

儿童随访

随访时间						未规范随访原因
3月龄	6月龄	9月龄	12月龄	15月龄	18月龄	
某年某月某日	某年某月某日	某年某月某日	某年某月某日	某年某月某日	某年某月某日	/

3月龄儿童梅毒检测及诊断

检测			先天梅毒	未检测
检测时间	检测方法	检测结果	1.诊断 2.排除 3.随访待诊	
某年某月某日	TRUST	—	3	/

6月龄儿童梅毒检测及诊断

检测			先天梅毒	未检测
检测时间	检测方法	检测结果	1.诊断 2.排除 3.随访待诊	
某年某月某日	TRUST/TP	—/+	3	/

9月龄儿童梅毒检测及诊断

检测			先天梅毒	未检测
检测时间	检测方法	检测结果	1.诊断 2.排除 3.随访待诊	
某年某月某日	TRUST/TP	—/+	3	/

12月龄儿童梅毒检测及诊断

检测			先天梅毒	未检测	排除感染
检测时间	检测方法	检测结果	1.诊断 2.排除 3.随访待诊		
某年某月某日	TRUST/TP	—/—	2	/	/

15月龄儿童梅毒检测及诊断

检测			先天梅毒	未检测	排除感染
检测时间	检测方法	检测结果	1.诊断 2.排除 3.随访待诊		
/	/	/	/	/	/

18月龄儿童梅毒检测及诊断

检测			先天梅毒	未检测	排除感染
检测时间	检测方法	检测结果	1.诊断 2.排除 3.随访待诊		
/	/	/	/	/	/

先天梅毒诊断和治疗情况

诊断先天梅毒时间	是否治疗	治疗药物	治疗剂量	未治疗原因	备注 管理责任人
/	/	/	/	/	张三

1. 定义

目标人群为梅毒感染孕产妇及所生儿童，数据可来源于医疗卫生机构等。

2. 孕产妇基本信息

序号：按辖区梅毒感染孕产妇人数依次编号，每个梅毒感染孕产妇对应一个唯一的编号，不能重复编号。

孕产妇姓名：请填写梅毒感染孕产妇的姓名，与身份证（或户口本、军官证等有效证件）上的姓名一致。

年龄：请填写周岁。

身份证号：请填写 18 位身份证号码。

现住址：请详细填写梅毒感染孕产妇现居住地地址，具体到门牌号。

户籍地址：请详细填写梅毒感染孕产妇户口所在地址，具体到门牌号。

联系电话：请填写能联系到梅毒感染孕产妇本人的联系方式。

末次月经时间：请填写公历日期。末次月经时间指最后一次月经来潮的第一天。

预产期：请根据本次妊娠末次月经时间计算并填写预产期。预产期计算公式：末次月经第一天的月份数减 3（或月份数≤3 时加 9），日期数加 7 即为预产期的日期。应用公历日期计算。

孕次：请填写所有的妊娠次数（含本次）。

产次：请填写既往满孕 28 周后妊娠终止的次数，不考虑妊娠终止方式及妊娠结局（不含本次）。

现有子女数：请直接填写个数。

孕情发现孕周：请填写医疗卫生机构发现孕情并纳入管理的时期。

3. 孕产妇梅毒检测情况

梅毒螺旋体血清学试验检测时间和检测结果：请填写梅毒螺旋体血清学检测时间，并填写结果"－"或"＋"。

非梅毒螺旋体血清学试验检测时间和检测结果：请填写非梅毒螺旋体血清学试验检测时间，并填写结果"－"或"滴度"。

4. 孕产妇梅毒治疗情况

如果孕产妇接受了梅毒治疗，请填写开始治疗时间、结束治疗时间、治疗药物名称。

是否规范治疗：请根据孕产妇梅毒治疗情况，填写"是""否"。规范治疗的定义：①使用青霉素治疗；②按照治疗方案要求全程、足量治疗；③治疗应在分娩前 1 个月完成。

5. 配偶/性伴梅毒检测情况

未检测：若是配偶/性伴未接受梅毒检测，请勾选"未检测"。

检测时间和检测结果：请填写梅毒感染孕产妇本次妊娠期间配偶/性伴接受梅毒检测的时间，并填写结果"＋"或"－"。

6. 妊娠分娩及避孕情况

如果继续妊娠，请勾选"继续妊娠"。

终止妊娠及避孕措施：如果已经终止妊娠，请直接填写数字，"1"指自然流产，"2"指人工终止妊娠。请填写终止妊娠后避孕措施情况，请直接填写数字，"0"指否，"1"指结扎，"2"指安环，"3"指其他（可具体说明）。

分娩：如果已经分娩，请直接填写分娩时间、分娩地点、分娩方式。

分娩前非梅毒螺旋体抗原血清学试验定量检测：若未检测请填写"未检测"，已检测请直接填写检测结果"－"或"滴度"。

7. 产后访视时间

请直接填写产后访视时间。

8. 儿童基本信息

儿童姓名：请填写感染产妇分娩婴儿的姓名，与"出生医学证明"的姓名一致。如果尚未取名，可描述为"感染产妇姓名＋之子/女"。

性别：请填写相应性别，如"男""女"。

出生体重：请填写相应数值，出生体重指婴儿出生 1 小时内的体重，单位为"克"。

存活情况：如果婴儿为存活状态，请填"是"；否则，请填"否"。

9. 儿童预防性治疗情况

未治疗：如果儿童未接受预防性治疗，请直接勾选"未治疗"，并填写原因。

治疗：如果儿童正在接受预防性治疗，请填写开始服药时间和药物名称，如青霉素、普鲁卡因青霉素等。

10. 新生儿梅毒检测及诊断

未检测：如果新生儿未接受梅毒检测，请直接勾选"未检测"。

检测：如果新生儿接受了梅毒检测，请填写检测时间、检测方法和检测结果。如果是接受的非梅毒螺旋体血清学试验定量检测，请填写相应的检测方法，并填写检测结果"－"或"滴度"。如果是接受的暗视野显微镜、镀银染色镜检、核酸扩增试验或梅毒螺旋体 IgM 抗体检测，请填写相应的检测方法，并填写检测结果"－"或"＋"。

先天梅毒诊断情况：根据梅毒检测结果，判断先天梅毒诊断情况，请直接填写数字，"1"指诊断，"2"指排除，"3"指随访待诊。

11．不同月龄儿童梅毒检测及诊断

3月龄、6月龄、9月龄、12月龄、15月龄、18月龄儿童梅毒检测及诊断：如果儿童接受了梅毒检测，请填写检测时间、检测方法和检测结果；如果是接受的非梅毒螺旋体血清学试验定量检测，请填写相应的检测方法，并填写检测结果"－"或"滴度"；如果是接受的梅毒螺旋体血清学试验，请填写相应的检测方法，并填写检测结果"－"或"＋"。

12．先天梅毒诊断和治疗情况

如果儿童已诊断先天梅毒，请填写诊断先天梅毒时间、是否治疗、治疗药物、治疗剂量；如未治疗，填写未治疗原因。

13．管理责任人

请填写管理责任人信息。

14．备注

请根据工作实际，备注说明梅毒感染孕产妇及所生儿童的特殊情况。

（七）四川省预防艾滋病、梅毒和乙肝母婴传播乙肝感染孕产妇及所生儿童管理登记册（表5－7）

表5-7 四川省预防艾滋病、梅毒和乙肝母婴传播乙肝感染孕产妇及所生儿童管理登记册

___市（州）___县（市、区）___乡（镇）___村

序号	孕产妇姓名	年龄	身份证号	现住址	户籍地址	联系电话	末次月经时间	预产期	孕情发现孕周	孕产妇乙肝检测						HBV DNA定量检测			抗病毒治疗				备注
										检测时间	表面抗原(HBsAg)	表面抗体(抗-HBs)	e抗原(HBeAg)	e抗体(抗-HBe)	核心抗体(抗-HBc)	未检测	检测时间	检测结果	未治疗	开始治疗时间	结束治疗时间	治疗药物	
1	冯某	27	512……	某市某区某镇某街某号	某市某区某镇某街某号	181……				某年某月某日	+	-	+	-	-	√	/	/	/	某年某月某日	某年某月某日	TDF	

儿童姓名	性别	出生日期（精确到时分）	出生体重(g)	存活情况	乙肝免疫球蛋白注射时间（精确到时分）	乙肝疫苗接种时间			儿童乙肝检测						儿童随访结局	管理责任人	备注
						第一剂	第二剂	第三剂	检测时间	表面抗原(HBsAg)	表面抗体(抗-HBs)	e抗原(HBeAg)	e抗体(抗-HBe)	核心抗体(抗-HBc)			
王某	男	某年某月某日某时某分	2689	是	某年某月某日某时某分	某年某月某日	某年某月某日	某年某月某日	某年某月某日	-	+	-	-	-	未检测 未感染	张三	

1. 定义

目标人群为乙肝感染孕产妇及所生儿童，数据可来源于医疗卫生机构等。

2. 孕产妇基本信息

序号：按辖区乙肝感染孕产妇人数依次编号，每个乙肝感染孕产妇对应一个唯一的编号，不能重复编号。

孕产妇姓名：请填写乙肝感染孕产妇的姓名，与身份证（或户口本、军官证等有效证件）上的姓名一致。

年龄：请填写周岁。

身份证号：请填写 18 位身份证号码。

现住址：请详细填写乙肝感染孕产妇现居住地地址，具体到门牌号。

户籍地址：请详细填写乙肝感染孕产妇户口所在地址，具体到门牌号。

联系电话：请填写能联系到乙肝感染孕产妇本人的联系方式。

末次月经时间：请填写公历日期。末次月经时间指最后一次月经来潮的第一天。

预产期：请根据本次妊娠末次月经时间计算并填写预产期。预产期计算公式：末次月经第一天的月份数减 3（或月份数≤3 时加 9），日期数加 7 即为预产期的日期。应用公历日期计算。

孕情发现孕周：请填写医疗卫生机构发现孕情并纳入管理的时期。

3. 孕产妇乙肝检测

请填写乙肝"两对半"检测时间，并填写结果"－"或"＋"。乙肝"两对半"：①表面抗原（HBsAg）；②表面抗体（抗－HBs）；③e 抗原（HBeAg）；④e 抗体（抗－HBe）；⑤核心抗体（抗－HBc）。

4. HBV DNA 定量检测

未检测：如果孕产妇未接受 HBV DNA 定量检测，请直接勾选"未检测"。

检测时间和检测结果：如果孕产妇接受了 HBV DNA 定量检测，请填写检测时间和检测结果。

5. 抗病毒治疗

未治疗：如果孕产妇未接受抗病毒治疗，请勾选"未治疗"。

治疗情况：如果孕产妇接受了抗病毒治疗，请填写开始治疗时间、结束时间、治疗药物。

6. 儿童基本信息

儿童姓名：请填写感染产妇分娩婴儿的姓名，与"出生医学证明"的姓名一致。如果尚未取名，可描述为"感染产妇姓名＋之子/女"。

性别：请填写相应性别，如"男""女"。

出生日期：请填写具体日期，精确到时分。

出生体重：请填写相应数值，出生体重指婴儿出生 1 小时内的体重，单位为"克"。

存活情况：如果婴儿为存活状态，请填"是"；否则，请填"否"。

7. 乙肝免疫球蛋白注射时间

请填写婴儿乙肝免疫球蛋白注射时间（精确到时分）。如果未接种，请填写"－"。

8. 乙肝疫苗接种时间

第一剂：请填写首剂乙肝疫苗接种时间。

第二剂：请填写第二剂乙肝疫苗接种时间。

第三剂：请填写第三剂乙肝疫苗接种时间。

9. 儿童乙肝检测

未检测：如果儿童未接受乙肝检测，请勾选"未检测"。

检测：如果儿童接受了乙肝（HBsAg、抗－HBs、HBeAg、抗－HBe、抗－HBc）检测，请填写检测时间，并填写检测结果"－"或"＋"。

10. 管理责任人

请填写管理责任人信息。

11. 备注

请根据工作实际，备注说明乙肝感染孕产妇及所生儿童的特殊情况。

第二节　信息收集与管理

基层工作人员在开展预防艾滋病、梅毒和乙肝母婴传播综合服务工作的过程中，应科学、规范、准确地收集、填报、管理相应的数据，能够系统地了解辖区艾滋病、梅毒和乙肝感染孕产妇及所生儿童流行现状，疫情变化趋势，评估预防母婴传播工作进展与成效，及时发现薄弱环节和存在的问题。

一、工作目标

落实预防艾滋病、梅毒和乙肝母婴传播信息管理工作，提高信息管理质量，强化信息分析利用，科学评价工作进展和成效，为消除母婴传播工作提供科学决策依据。

二、职责任务

（一）各级卫生行政部门

1）负责本行政区域内消除母婴传播信息管理工作的组织、协调与管理，明确各医疗卫生机构信息管理工作职责与分工，建立消除母婴传播相关信息互通共享与信息安全机制。

2）建立健全本地区消除母婴传播信息管理制度，组织开展信息管理考核、培训、质量控制，并及时通报结果。

（二）各级妇幼保健机构

1）负责本行政区域内消除母婴传播信息管理工作，提供本机构开展消除母婴传播信息管理工作的硬件设施、办公场所及设备，负责网络维护，保证网络畅通。

2）指定保密意识及责任心强的专人负责本辖区信息管理工作，其具体承担本辖区消除母婴传播信息的收集、整理、汇总、审核、上报、反馈、质量控制和信息分析利用。

3）协助卫生行政部门完善辖区消除母婴传播信息管理制度。定期召开信息培训，定期开展质量控制及分析评价。做好信息备份及安全工作，妥善管理资料，严格保密。

（三）各级医疗卫生机构

1）提供本机构开展消除母婴传播信息管理工作所需的硬件设施、办公场所及办公设备，指定专人负责本机构信息管理工作。

2）收集消除母婴传播信息数据，及时、准确、完整填写各类工作登记册和个案登记卡，按要求上报月报表和个案登记卡至辖区县级妇幼保健机构。妥善保存相关原始记录与资料，及时备份数据报表，严格遵循保密制度，确保信息安全。

3）接受本辖区妇幼保健机构对消除母婴传播信息管理工作的指导和质量控制，按时参加培训，接受上级部门督导和质量控制。

4）对发现的艾滋病、梅毒和乙肝感染者，应按照《中华人民共和国传染病防治法》和《传染病疫情信息报告管理规范》等相关要求进行传染病疫情报告。

三、信息收集目录

（一）工作登记册

1. 机构工作登记册

1）预防艾滋病、梅毒和乙肝母婴传播婚前医学检查登记册。

2）孕产期保健门诊检测咨询登记册。

3）医疗保健机构住院分娩登记册。

4）艾滋病感染孕产妇及所生儿童管理登记册。

5）梅毒感染孕产妇及所生儿童管理登记册。

6）乙肝感染孕产妇及所生儿童管理登记册。

2. 乡村工作登记册

1）预防艾滋病、梅毒和乙肝母婴传播育龄妇女管理登记册。

2）孕产妇管理登记册。

3）艾滋病感染育龄妇女管理登记册。

4）艾滋病男性单阳家庭管理登记册。

5）艾滋病感染孕产妇及所生儿童管理登记册。

6）梅毒感染孕产妇及所生儿童管理登记册。

7）乙肝感染孕产妇及所生儿童管理登记册。

（二）工作报表

1. 国家月报表

预防艾滋病、梅毒和乙肝母婴传播工作报表。

2. 省级月报表

1）四川省预防艾滋病、梅毒和乙肝母婴传播工作检测月报表。

2）四川省预防艾滋病母婴传播工作干预月报表。

3）四川省预防乙肝母婴传播效果评价月报表。

（三）个案登记卡

1）艾滋病感染妇女及所生儿童个案登记卡（保密）[详见《预防艾滋病、梅毒和乙肝母婴传播工作规范（2020年版）》《四川省预防艾滋病、梅毒和乙肝母婴传播工作实施方案（2021年版）》]。所有诊断为艾滋病感染的婚检妇女、孕产妇及其所生的18月龄以内的儿童填报表2（包括表2-Ⅰ、表2-Ⅱ、表2-Ⅲ）。

2）梅毒感染孕产妇及所生婴儿个案登记卡（保密）[详见《预防艾滋病、梅毒和乙肝母婴传播工作规范（2020 年版）》《四川省预防艾滋病、梅毒和乙肝母婴传播工作实施方案（2021 年版）》]。所有诊断为梅毒感染的孕产妇及其所生的 18 月龄以内的儿童填报表 3（包括表 3-Ⅰ、表 3-Ⅱ、表 3-Ⅲ）。

3）乙肝感染孕产妇及所生婴儿个案登记卡（保密）[详见《预防艾滋病、梅毒和乙肝母婴传播工作规范（2020 年版）》《四川省预防艾滋病、梅毒和乙肝母婴传播工作实施方案（2021 年版）》]。所有 HBsAg 阳性孕产妇及其所生的 12 月龄内的儿童填报表 4（包括表 4-Ⅰ、表 4-Ⅱ）。

四、信息收集内容

（一）个案登记卡

1. 艾滋病感染婚检妇女/孕产妇及所生儿童系列个案登记卡

内容包括艾滋病感染婚检妇女/孕产妇的基本人口学特征，HIV 感染相关情况，配偶感染情况，妊娠分娩情况，抗病毒药物应用，孕产期保健服务及相关实验室检测情况，新生儿情况，新生儿抗病毒药物应用情况，婴儿出生后 48 小时以内接受早期诊断服务情况，暴露儿童出生后的喂养情况、生长发育、相关疾病，以及定期接受 HIV 检测服务的情况等。

2. 梅毒感染孕产妇及所生儿童系列个案登记卡

内容包括梅毒感染孕产妇基本人口学特征，接受梅毒检测服务情况，梅毒实验室检测记录，妊娠分娩情况，接受梅毒治疗情况，感染产妇孕晚期非梅毒螺旋体抗原血清学试验情况，梅毒感染产妇所生新生儿情况（相关检测、相关症状、接受预防性治疗、生长发育），梅毒感染状况诊断等。

3. 乙肝感染孕产妇及所生儿童系列个案登记卡

内容包括乙肝感染孕产妇基本人口学特征，乙肝病毒相关检测情况，孕产妇孕期接受抗病毒治疗情况，妊娠分娩情况，新生儿出生情况，乙肝疫苗（3 剂次）接种和乙肝免疫球蛋白注射情况，儿童随访服务情况，乙肝暴露儿童 12 月龄前接受乙肝病毒感染血清学标志物检测情况等。

（二）工作报表

1. 国家预防艾滋病、梅毒和乙肝母婴传播工作月报表

内容包括接受婚前检查保健服务人群中艾滋病检测相关信息，接受初次产前检查人群中的艾滋病、梅毒和乙肝的检测信息，已分娩产妇在孕期或产时接受艾滋病、梅毒和乙肝检测的相关信息，艾滋病、梅毒和乙肝感染孕产妇及所生活产数，以及住院分娩产妇数和非住院分娩产妇数等。

2. 四川省预防艾滋病、梅毒和乙肝母婴传播工作月报表

内容包括育龄妇女中接受孕情检测和艾滋病、梅毒、乙肝检测的信息，新增孕产妇中孕早期接受艾滋病、梅毒和乙肝检测的信息，艾滋病感染育龄妇女中抗病毒治疗、孕情检测等信息，新增艾滋病感染孕产妇中孕前发现、抗病毒治疗的信息，HIV 感染分娩产妇中孕情发现、抗病毒治疗等信息，乙肝感染孕产妇所生儿童乙肝疫苗接种、乙肝免疫球蛋白注射情况，乙肝病毒感染血清学标志物检测情况等。

（三）省级报表的填报说明

1. 四川省预防艾滋病、梅毒和乙肝母婴传播工作检测月报表（表 5—8）

表5-8 四川省预防艾滋病、梅毒和乙肝母婴传播工作检测月报表

（由妇幼保健机构汇总）

填报单位：_____（签章）　　　统计时限：_____年_____月

县（市、区）	1-___月育龄妇女					___月新增孕妇				1-___月艾滋病感染育龄妇女				
	总数	其中				总数	其中			总数	其中			
		接受孕情检测人数	接受HIV抗体检测人数	接受梅毒检测人数	接受乙肝检测人数		孕早期接受HIV抗体检测人数	孕早期接受梅毒检测人数	孕早期接受乙肝检测人数		感染育龄妇女治疗数	接受孕情检测人数	已采取长效避孕措施的感染育龄妇女	
													总数	接受孕情检测人数
某县														

1）育龄妇女总数：截至统计时间节点，辖区常住人口中年龄在 15~49 岁的女性人数。该数据主要来源于四川省预防艾滋病、梅毒和乙肝母婴传播育龄妇女管理登记册。

2）其中接受孕情检测人数：育龄妇女中本季度接受孕情检测的人数（注意是人数，不是人次数，即同一育龄妇女本季度接受过 1 次及以上孕情检测，分子分母都为 1）。该数据每季度清零，主要来源于四川省预防艾滋病、梅毒和乙肝母婴传播育龄妇女管理登记册。

举例说明：A 村共有育龄妇女 100 人，其中 1 月孕情检测 40 人，2 月孕情检测 20 人，3 月孕情检测 30 人（其中 10 人为 1、2 月重复检测人数），即填报 1~3 月接受孕情检测人数应为 80（40+20+30−10）。

3）其中接受 HIV 抗体检测人数：育龄妇女中本年接受 HIV 抗体检测的人数（注意是人数，不是人次数，即同一育龄妇女本年接受过 1 次及以上 HIV 抗体检测，分子分母都为 1）。该数据每年清零，主要来源于四川省预防艾滋病、梅毒和乙肝母婴传播育龄妇女管理登记册。

举例说明：A 村共有育龄妇女 100 人，其中 1 月 HIV 抗体检测 10 人，2 月 HIV 抗体检测 10 人，3 月 HIV 抗体检测 10 人，4 月 HIV 抗体检测 10 人，5 月 HIV 抗体检测 10 人（其中 5 人为重复检测人数），即填报 1~5 月接受 HIV 抗体检测人数应为 45（10+10+10+10+10−5）。

4）其中接受梅毒检测人数：育龄妇女中本年接受梅毒检测的人数（注意是人数，不是人次数，即同一育龄妇女本年接受过 1 次及以上梅毒检测，分子分母都为 1）。该数据每年清零，主要来源于四川省预防艾滋病、梅毒和乙肝母婴传播育龄妇女管理登记册。

5）其中接受乙肝检测人数：育龄妇女中本年接受乙肝检测（乙肝表面抗原或"两对半"）的人数（注意是人数，不是人次数，即同一育龄妇女本年接受过 1 次及以上乙肝检测，分子分母都为 1）。该数据每年清零，主要来源于四川省预防艾滋病、梅毒和乙肝母婴传播育龄妇女管理登记册。

6）新增孕妇总数：当月发现的孕妇人数。该数据为当月数据，主要来源于四川省预防艾滋病、梅毒和乙肝母婴传播孕产妇管理登记册。

7）其中孕早期接受 HIV 抗体检测人数：当月发现的孕妇中在孕早期（0~12^{+6} 周）接受 HIV 抗体检测的人数。该数据为当月数据，主要来源于四川省预防艾滋病、梅毒和乙肝母婴传播孕产妇管理登记册。

8）其中孕早期接受梅毒检测人数：当月发现的孕妇中在孕早期（0~12^{+6} 周）接受梅毒检测的人数。该数据为当月数据，主要来源于四川省预防艾滋病、梅毒和乙肝母婴传播孕产妇管理登记册。

9）其中孕早期接受乙肝检测人数：当月发现的孕妇中在孕早期（0~12^{+6}

周）接受乙肝检测（乙肝表面抗原或"两对半"）的人数。该数据为当月数据，主要来源于四川省预防艾滋病、梅毒和乙肝母婴传播孕产妇管理登记册。

10）艾滋病感染育龄妇女总数：截至统计时间节点，辖区艾滋病感染者中年龄在 15～49 岁的女性人数（含子宫切除、绝经、结扎）。该数据主要来源于四川省预防艾滋病、梅毒和乙肝母婴传播艾滋病感染育龄妇女管理登记册。

11）其中感染育龄妇女治疗数：艾滋病感染育龄妇女中正在接受抗病毒治疗的人数。该数据主要来源于四川省预防艾滋病、梅毒和乙肝母婴传播艾滋病感染育龄妇女管理登记册。

12）其中接受孕情检测人数：艾滋病感染育龄妇女中本季度接受孕情检测的人数（注意是人数，不是人次数，即同一艾滋病感染育龄妇女每两个月接受过 1 次及以上孕情检测，分子分母都为 1），其中子宫切除、绝经、结扎默认接受孕情检测。该数据每两个月清零，主要来源于四川省预防艾滋病、梅毒和乙肝母婴传播艾滋病感染育龄妇女管理登记册。

举例说明：A 村共有艾滋病感染育龄妇女 50 人，其中 1 月孕情检测 20 人，2 月孕情检测 15 人（其中 5 人为 1 月重复检测人数），即填报 1～2 月接受孕情检测人数应为 30（20+15－5）。

13）其中已采取长效避孕措施的感染育龄妇女总数：艾滋病感染育龄妇女中已采取长效避孕措施（包括宫内节育器、长效口服避孕药、长效避孕针、皮下埋植剂、输卵管结扎术等）的人数。该数据主要来源于四川省预防艾滋病、梅毒和乙肝母婴传播艾滋病感染育龄妇女管理登记册。

14）其中已采取长效避孕措施的感染育龄妇女接受孕情检测人数：已采取长效避孕措施的艾滋病感染育龄妇女中每两个月接受孕情检测的人数（注意是人数，不是人次数，即同一艾滋病感染育龄妇女本季度接受过 1 次及以上孕情检测，分子分母都为 1）。该数据每两个月清零，主要来源于四川省预防艾滋病、梅毒和乙肝母婴传播艾滋病感染育龄妇女管理登记册。

2．四川省预防艾滋病母婴传播工作干预月报表（表 5－9）

表5-9 四川省预防艾滋病母婴传播工作干预月报表

填报单位：_____（签章）

统计时限：_____年____月

县（市、区）	总数	____月新增HIV感染孕妇														1-____月累计HIV感染孕妇终止妊娠数	1-____月累计分娩感染产妇														
		其中：既往感染人数	孕早期发现人数	孕情发现时期					开始抗病毒服药时期								总数	HIV抗体检测时期							开始抗病毒服药时期						
				孕早期	孕中期	孕晚期	产时	产后	怀孕前	孕早期	孕中期	孕晚期	产时	产后	未服药			怀孕前	孕早期	孕中期	孕晚期	产时	产后	未检测	怀孕前	孕早期	孕中期	孕晚期	产时	产后	未服药
某县																															

1）新增 HIV 感染孕妇总数：当月发现 HIV 感染孕妇的人数。该数据为当月数据，主要来源于四川省预防艾滋病、梅毒和乙肝母婴传播艾滋病感染孕产妇及所生儿童管理登记册。

2）其中既往感染人数：HIV 感染孕妇中本次怀孕前就已经明确 HIV 感染的人数。该数据为当月数据，主要来源于四川省预防艾滋病、梅毒和乙肝母婴传播艾滋病感染孕产妇及所生儿童管理登记册。

3）其中既往感染孕早期发现人数：本次怀孕前就已经明确 HIV 感染的孕妇，本次孕情发现时期为孕早期（$0\sim12^{+6}$ 周）的人数。该数据为当月数据，主要来源于四川省预防艾滋病、梅毒和乙肝母婴传播艾滋病感染孕产妇及所生儿童管理登记册。

4）孕情发现时期：当月新发现的 HIV 感染怀孕妇女中，本次孕情发现时期情况，包含既往感染和新发感染，分别在孕早期、孕中期、孕晚期、产时、产后相对应的时期填写相关人数，求和得到的人数应与新增 HIV 感染孕妇总数相等。该数据为当月数据，主要来源于四川省预防艾滋病、梅毒和乙肝母婴传播艾滋病感染孕产妇及所生儿童管理登记册。

5）开始抗病毒服药时期：当月新发现的 HIV 感染孕妇中，本次开始接受抗病毒治疗并规律服药的情况，包含既往感染和新发感染，分别在怀孕前、孕早期、孕中期、孕晚期、产时、产后、未服药相对应的时期填写相关人数，求和得到的人数应与新增 HIV 感染孕妇总数相等。该数据为当月数据，主要来源于四川省预防艾滋病、梅毒和乙肝母婴传播艾滋病感染孕产妇及所生儿童管理登记册。

举例说明：A 村 1 月共发现 HIV 感染孕妇 10 人（既往 8 人、新报告 2 人），其中孕早期发现 8 人（既往 7 人、新报告 1 人），孕中期发现 1 人（既往），产时发现 1 人（新报告），即总数填 10，既往人数填 8，既往孕早期发现 7 人，孕情发现孕早期 8 人、孕中期 1 人、产时 1 人。

6）累计 HIV 感染孕妇终止妊娠数：年初到统计时间节点，辖区发现的 HIV 感染孕妇接受人工终止妊娠服务的人数。该数据为累计数据，主要来源于四川省预防艾滋病、梅毒和乙肝母婴传播艾滋病感染孕产妇及所生儿童管理登记册。

7）累计分娩感染产妇总数：年初到统计时间节点，辖区分娩的 HIV 感染产妇人数。该数据为累计数据，主要来源于四川省预防艾滋病、梅毒和乙肝母婴传播艾滋病感染孕产妇及所生儿童管理登记册。

8）HIV 抗体检测时期：累计分娩的 HIV 感染产妇中，本期怀孕期间首次接受 HIV 抗体检测的情况，分别在怀孕前、孕早期、孕中期、孕晚期、产时、产后、未检测相对应的时期填写相关人数，求和得到的人数应与分娩感染产妇总数相等。该数据为累计数据，主要来源于四川省预防艾滋病、梅毒和乙肝母婴传播艾滋病感染孕产妇及所生儿童管理登记册。

9）开始抗病毒服药时期：累计分娩的 HIV 感染产妇中，本期怀孕期间开始接受抗病毒治疗并规律服药的情况，分别在怀孕前、孕早期、孕中期、孕晚期、产时、产后、未服药相对应的时期填写相关人数，求和得到的人数应与分娩感染产妇总数相等。该数据为累计数据，主要来源于四川省预防艾滋病、梅毒和乙肝母婴传播艾滋病感染孕产妇及所生儿童管理登记册。

3. 四川省预防乙肝母婴传播工作干预月报表（表 5－10）

表 5－10　四川省预防乙肝母婴传播工作干预月报表

填报单位：＿＿＿＿＿＿＿＿（签章）　　　　　　统计时限：＿＿＿年＿＿＿月

县（市、区）	HBsAg 阳性产妇所生满 12 月龄儿童数							死亡儿童数
	存活儿童							
		其中						
	总数	接受乙肝疫苗全程接种儿童数	接受 HBsAg 和抗－HBs 检测儿童数	HBsAg 阳性儿童数	孕中、晚期血清 HBV DNA≥2×10^5 IU/mL 或 HBeAg 阳性母亲所生儿童			
					总数	接受 HBsAg 和抗－HBs 检测儿童数	HBsAg 阳性儿童数	
某县								

说明：该数据为当月数据，主要来源于四川省预防艾滋病、梅毒和乙肝母婴传播乙肝感染孕产妇及所生儿童管理登记册。

1）存活儿童总数：当月 HBsAg 阳性产妇所生满 12 月龄儿童中，存活儿童的人数。

2）其中接受乙肝疫苗全程接种儿童数：HBsAg 阳性产妇所生满 12 月龄存活儿童分别在满 0、1、6 月龄时均接受乙肝疫苗接种的人数。

3）其中接受 HBsAg 和抗－HBs 检测儿童数：HBsAg 阳性产妇所生满 12 月龄存活儿童在 12 月龄内接受 HBsAg 和抗－HBs 检测的人数。

4）其中 HBsAg 阳性儿童数：HBsAg 阳性产妇所生满 12 月龄存活儿童在 12 月龄内接受 HBsAg 和抗－HBs 检测的儿童中，HBsAg 检测结果为阳性的人数。

5）孕中、晚期血清 HBV DNA≥2×10^5 IU/mL 或 HBeAg 阳性母亲所生儿童总数：HBsAg 阳性产妇所生满 12 月龄存活儿童中，母亲在孕产期接受过 HBV DNA 定量检测或者 HBeAg 检测，且孕中、晚期 HBV DNA 定量检测结果

大于或等于 $2×10^5$ IU/mL 或者 HBeAg 阳性的人数。

6）接受 HBsAg 和抗－HBs 检测儿童数：母亲在孕中、晚期接受过 HBV DNA 定量检测且结果大于或等于 $2×10^5$ IU/mL 或者 HBeAg 阳性产妇所生满 12 月龄存活儿童中，在 12 月龄内接受 HBsAg 和抗－HBs 检测的人数。

7）HBsAg 阳性儿童数：母亲在孕中、晚期接受过 HBV DNA 定量检测且结果大于或等于 $2×10^5$ IU/mL 或者 HBeAg 阳性产妇所生儿童在 12 月龄内接受 HBsAg 和抗－HBs 检测，其中 HBsAg 检测结果为阳性的人数。

8）死亡儿童数：HBsAg 阳性产妇所生满 12 月龄儿童中，死亡儿童的人数。

五、信息上报

（一）上报原则和流程

信息管理工作执行属地管理和遵循逐级上报的原则。各医疗卫生机构是预防母婴传播信息管理的基础单位和责任单位，县（市、区）级妇幼保健机构是本地区预防母婴传播信息管理的责任单位，负责本辖区内所有医疗卫生机构报告数据的收集、汇总、审核、上报及信息的日常管理，是本地区数据质量的责任单位；市（州）级妇幼保健机构负责本辖区内县（市、区）报告数据的汇总、审核、上报，是本地区数据质量的责任单位；省级妇幼保健机构负责全省报告数据的汇总、审核、上报，是全省数据质量的责任单位。

（二）上报内容

1. 国家月报表

医疗卫生机构填写国家月报表，上报至县（市、区）级妇幼保健机构。县（市、区）级妇幼保健机构进行整理、汇总、审核，录入国家预防艾滋病、梅毒和乙肝母婴传播管理信息系统（以下简称"国网系统"）。市（州）级妇幼保健机构在国网系统内对辖区数据进行汇总、审核并上报至省级妇幼保健机构。省级妇幼保健机构在国网系统内对全省数据进行汇总、审核并上报至中国疾病预防控制中心妇幼保健中心。

2. 个案登记卡

医疗卫生机构填写个案登记卡，上报至县（市、区）级妇幼保健机构；县（市、区）级妇幼保健机构对其进行整理、审核，录入国网系统。市（州）级、省级妇幼保健机构可在国网系统中查询个案登记卡。

国家预防艾滋病、梅毒及乙肝母婴传播相关报表和个案登记卡上报流程图见图 5-2。

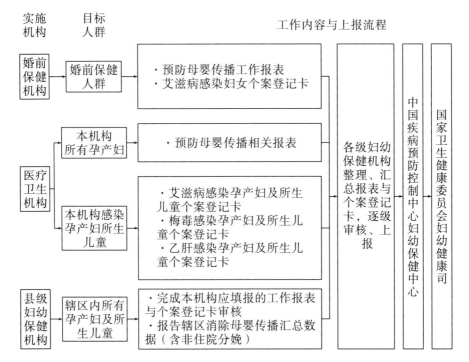

图 5-2 国家预防艾滋病、梅毒及乙肝母婴传播相关报表和个案登记卡上报流程图

3. 省级月报表

医疗卫生机构填写省级月报表，上报至县（市、区）级妇幼保健机构。县（市、区）级妇幼保健机构进行整理、汇总、审核并上报至市（州）级妇幼保健机构。市（州）级妇幼保健机构汇总、审核并上报至省级妇幼保健机构。

四川省预防艾滋病、梅毒和乙肝母婴传播工作报表上报流程图见图 5-3。

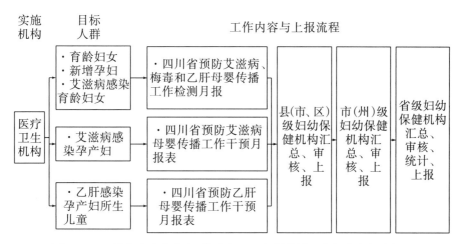

图 5-3　四川省预防艾滋病、梅毒和乙肝母婴传播工作报表上报流程图

4．工作登记册

医疗卫生机构填写 6 类人群管理登记册，上报至县（市、区）级妇幼保健机构。县（市、区）级妇幼保健机构整理、汇总、审核工作登记册，指导医疗卫生机构实施 6 类人群精准管理。根据工作需要，可将工作登记册上报至市（州）级妇幼保健机构。

四川省预防艾滋病、梅毒和乙肝母婴传播机构工作登记册上报流程图见图 5-4。

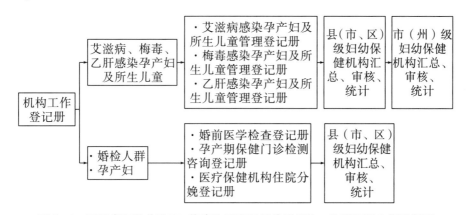

图 5-4　四川省预防艾滋病、梅毒和乙肝母婴传播机构工作登记册上报流程图

各医疗卫生机构可将预防母婴传播工作登记册与现有日常工作登记册整合。建立区域妇幼卫生信息平台的地区和建立 HIS 的医疗卫生机构可依托信息系统实施工作登记册管理和个案管理，并统计相关信息。鼓励整合信息资源，通过信息化手段实现预防母婴传播信息管理。

（三）上报时限及要求

1. 国家月报表

医疗卫生机构按时将国家月报表上报至本辖区的县（市、区）级妇幼保健机构。县（市、区）级妇幼保健机构整理、汇总、审核，录入国网系统。市（州）级妇幼保健机构每月 10 日前对辖区国家月报表进行汇总、审核并上报至省级妇幼保健机构。省级妇幼保健机构每月 15 日前对全省国家月报表进行审核、汇总，并上报至中国疾病预防控制中心妇幼保健中心。

2. 个案登记卡

表 2-Ⅰ、表 3-Ⅰ和表 4-Ⅰ应于明确艾滋病、梅毒和乙肝感染状态后的 5 日内填写完成。对既往已确诊感染者，也应在本次了解其感染状态后 5 日内填写完成。表 2-Ⅱ、表 3-Ⅱ和表 4-Ⅰ（"三-九"部分）应当分别于艾滋病、梅毒或乙肝感染孕产妇分娩后及出院前填写完成，对发生自然流产、人工终止妊娠、死亡或失访等其他妊娠结局的艾滋病或梅毒感染孕产妇，应当在获知其结局后的 5 日内填写完成。表 2-Ⅲ和表 3-Ⅲ应分别于艾滋病或梅毒感染孕产妇所生儿童按规定时限完成随访后 5 日内填写。表 4-Ⅱ内容应当由随访机构在获得乙肝病毒血清学检测结果后的 5 日内填写完成。

医疗卫生机构应当于病例完成诊断后 5 日内完成报告。

上述报告对象不包括以终止妊娠为直接目的而就医时发现的感染病例。各级妇幼保健机构应当及时对辖区内网络报告的个案登记卡进行网络审核，县（市、区）级妇幼保健机构负责留存相关的原始登记及纸质个案登记卡。填写个案登记卡时，要求使用蓝色或黑色签字笔、钢笔，内容完整、准确，字迹清楚，填报人需签名，并加盖单位公章，及时上报。

3. 省级月报表

市（州）级妇幼保健机构于每月 10 日前完成上月辖区内各县（市、区）级妇幼保健机构月报表的汇总、审核，并经填表人、审核人签名，加盖单位公章后，经市（州）卫生行政部门审核，上报至省级妇幼保健机构。

4. 工作登记册

医疗卫生机构和村卫生室/乡镇卫生院按照辖区工作要求，及时上报相关工作登记册至本辖区的县（市、区）级妇幼保健机构。

上报机构应对数据的准确性和真实性负责，不得虚报、瞒报、拒报、迟报、伪造和篡改数据。对上报的国家月报表、个案登记卡、省级月报表和工作登记册纳入档案管理。

六、数据审核

县（市、区）级、市（州）级和省级三级网络审核包括业务审核（本级初审）和行政审核（本级终审）。业务审核由妇幼保健机构承担，行政审核由卫生行政部门承担。经本级卫生行政部门授权，妇幼保健机构可同时行使本级初审和终审职能。经过本级终审后，数据完成上报。

七、数据修订

（一）工作报表修订

对于上级审核未通过或本级终审后发现数据有误需修改的数据，由上级审核机构驳回。数据驳回后，由县（市、区）级妇幼保健机构进行修改，并重新进入逐级审核、上报程序，经市（州）级妇幼保健机构终审的国家月报表或已经上报至省级妇幼保健机构的省级月报表，如需修订，由市（州）级妇幼保健机构提交书面申请，说明修订原因并上报至省级妇幼保健机构，省级妇幼保健机构确认后在国网系统驳回国家月报表或修改已上报的省级月报表。

（二）个案登记卡修订

终审后的个案登记卡由县（市、区）级妇幼保健机构在国网系统中向市（州）级妇幼保健机构提出修改申请，再由市（州）级妇幼保健机构确认后驳回个案登记卡。由上报机构进行修改，并重新进入审核、上报程序。

八、数据查重

各级妇幼保健机构应定期对本辖区内报告的个案登记卡进行查重，发现重复上报的个案登记卡由填报机构将其删除。

九、数据多方比对

各级妇幼保健机构负责定期将消除母婴传播数据与疾病预防控制中心、抗病毒治疗定点医疗机构、其他妇幼健康相关信息系统数据进行比对，实现信息互通互享，确保系统间数据信息一致。县（区、市）级妇幼保健机构至少每月完成重点人群的信息交换和比对工作，市（州）级妇幼保健机构至少每季度完成重点人群的信息交换和比对工作，省级妇幼保健机构至少每半年完成重点人群的信息交换和比对工作。

各市（州）级妇幼保健机构于1月15日、4月15日、7月15日、10月15日前完成省预防艾滋病母婴传播管理办公室季度工作指标校对工作，并将校对后工作指标经填表人、审核人签名，加盖单位公章，经市（州）卫生行政部门审核后，上报到省预防艾滋病母婴传播管理办公室。省级妇幼保健机构开展全省数据校对和上报工作。

十、信息安全

1）各级妇幼保健机构要依据《中华人民共和国传染病防治法》《中华人民共和国网络安全法》《中华人民共和国数据安全法》等法律、规范和制度，督促、检查、指导本地区预防母婴传播信息管理工作，确保信息安全。

2）各级妇幼保健院指定专人负责资料保存，保证资料安全，不泄露。纸质资料应进行专柜加锁保存。工作登记册、个案登记卡、工作月报表的保存和销毁应依照国家档案管理有关规定执行。

3）各级信息管理人员要提高安全意识，固定使用计算机并安装病毒检测软件，定期对电脑进行病毒检测，所有外来存储设备必须进行病毒检测后方可使用。电脑、电子钥匙和邮箱要定期修改密码，并注意保管密码。将信息系统电子钥匙丢失等信息安全事件及时上报，确保信息数据安全。

4）严格管理工作信息的使用和发布，因非辖区内卫生系统内部工作需要，如经验交流、学术交流、论文发表等使用信息，必须经医院领导审核同意，必要时经同级卫生行政部门审核同意。

5）各级妇幼保健机构预防母婴传播信息人员要向上级妇幼保健机构报备，若发生人员离岗或离职，应签署保密承诺书，承诺离岗或离职后对工作期间掌握的预防母婴传播工作资料和数据负有保密责任，不得向任何人或机构传播。

第三节　信息质量控制

质量控制是保证信息质量的重要环节。要建立数据质量控制制度，建立健全数据质量控制体系，在资料填写、收集、统计、审核、上报的各个环节进行严格的质量控制，保证数据质量。

一、自查自纠

各医疗卫生机构在上报本机构报表前，应对机构内各类工作登记册、个案登记卡、月报表的真实性、完整性、准确性和逻辑性进行比对，确认数据无误后，方可上报。鼓励医疗卫生机构运用机构内部信息系统开展内部质量控制。

二、辖区质量控制

各级妇幼保健机构负责辖区信息质量控制工作，需定期开展现场质量控制工作。市（州）级妇幼保健机构每季度对所辖县（市、区）实现全覆盖信息质量控制。县（市、区）级妇幼保健机构每季度对所辖乡镇（街道）实现全覆盖信息质量控制。省级妇幼保健机构对消除母婴传播工作推进缓慢、信息质量问题突出的市（州）不定期开展消除母婴传播信息质量控制。各级妇幼保健机构视情况可增加信息质量控制频率。

三、质量控制内容

（一）预防艾滋病母婴传播管理办公室

内容包括信息管理制度、人员要求、工作登记册、档案管理、信息培训、信息质量控制、信息漏报核查、数据多方比对、数据分析利用等。预防艾滋病母婴传播管理办公室信息质量控制表见表5-11。

（二）医疗卫生机构

内容包括信息管理、工作登记册、工作月报、个案登记卡等。医疗卫生机构信息质量控制表见表5-12。

表5-11 预防艾滋病母婴传播管理办公室信息质量控制表

质量控制时间：___年___月至___年___月

市（州）：_____县（市、区）：_____

序号	项目	方法	内容	存在问题
1	信息管理制度	查阅制度文件、访谈工作人员	建立辖区消除母婴传播信息管理制度：①有 ②无 如已建立制度，明确辖区各级各类医疗卫生机构职责：①是 ②否 如已建立制度，明确工作流程、个案登记卡上报流程：①是 ②否 如已建立制度，明确工作时限、个案登记卡上报时限：①是 ②否	
2	专人负责信息管理	查阅人员分工文件、现场访谈和抽查	专人负责信息管理：①是 ②否 信息管理人员熟悉工作要求：①是 ②否 工作电脑加密：①是 ②否 重要信息数据加密管理（如个案信息）：①是 ②否	
3	工作登记册	查阅艾滋病、梅毒、乙肝童登记册、儿生儿童管理登记册、艾滋病感染育龄妇女、男性单阳家庭等管理登记册的种类、内容	管理登记册种类齐全：①是 ②否 管理登记册内容全面：①是 ②否 管理登记册及时更新：①是 ②否	
4	档案管理	查阅存放的工作月报表和个案记录卡资料	档案齐全：①是 ②否 档案进行专柜加锁保存：①是 ②否	
		查阅信息系统、月报表与原始上报记录，核查近1~3个月记录（结合辖区实际，查看辖区否存在空白项、逻辑关系不符项，并与信息系统比对〔仅查看县（市、区）〕	核查月份：___年___月 国家级月报表和原始上报记录一致：①是 ②否 省级月报表和原始上报信息系统一致：①是 ②否	
		查阅信息系统、原始纸质个案登记卡（艾滋病3张、梅毒5张、乙肝10张），数量不足则全部抽查；查看是否存在空白项、逻辑关系不符项，完全一致、不一致	现场抽查个案登记卡：___张（其中，艾滋病___张、梅毒___张、乙肝___张） 存在空白项___张、逻辑不符项___张 和原始信息系统比对：完全一致、不一致	

续表5—11

序号	项目	方法	内容	存在问题
5	信息培训	查阅信息培训资料，访谈工作人员	开展辖区信息管理培训：①是 ②否 培训人员全覆盖：①是 ②否 培训内容有针对性：①是 ②否	
		查阅信息数据资料，访谈工作人员	对辖区医疗卫生机构上报的月报表数据进行审核和分析：①是 ②否 对辖区医疗卫生机构上报的艾滋病个案登记卡进行审核和分析：①是 ②否 对辖区医疗卫生机构上报的梅毒个案登记卡进行审核和分析：①是 ②否 对辖区医疗卫生机构上报的乙肝个案登记卡进行审核和分析：①是 ②否	
6	辖区信息质量控制	查阅辖区信息质量控制记录，访谈工作人员	开展辖区信息质量控制：①是 ②否 信息质量控制频率：____/次 每季度对辖区开展全覆盖质量控制：①是 ②否 对质量控制存在的问题进行反馈：①是 ②否 跟进存在问题整改：①是 ②否	
		现场导出个案登记卡、核查信息质量（结合辖区实际，核查最近1~3个月个案登记卡）	个案登记卡重复录入：①是 ②否 个案登记卡数量和月报表一致 艾滋病：①是 ②否；梅毒：①是 ②否；乙肝：①是 ②否 个案登记卡漏报：①是 ②否	
7	信息漏报核查	查阅资料，访谈工作人员，了解信息漏报核查情况	开展辖区信息漏报核查：①是 ②否 开展信息漏报核查频率：____/次 信息漏报核查形式：____	
8	多方数据比对	现场查阅工作资料，访谈工作人员	和辖区疾病预防控制机构、抗病毒治疗定点医疗机构建立数据比对工作机制：①是 ②否 数据比对频率：____/次 和其他信息系统开展数据比对：①是 ②否 其他信息系统名称：____	

续表5-11

序号	项目	方法	内容	存在问题
9	数据分析利用	查阅工作进展和数据分析报告、现场访谈	定期对辖区数据进行分析：①是 ②否 分析频率：_____/次 科学评价辖区工作进展和成效：①是 ②否 针对薄弱环节改进：①是 ②否	

表 5—12　医疗卫生机构信息质量控制表

市（州）：_____　县（市，区）：_____　医疗卫生机构：_____　质量控制时间：_____年_____月至_____年_____月

序号	项目	方法	内容	存在问题
一、信息管理				
1	专人负责信息管理	查看人员分工文件，现场访谈和抽查	专人负责信息管理：①是 ②否 信息管理人员熟悉工作要求：①是 ②否 工作电脑加密：①是 ②否 重要信息数据加密管理（如个案信息）：①是 ②否 工作报表留底：①是 ②否	
2	建立工作登记册	查看产科门诊、产科住院部、婚前保健门诊、检验科预防母婴传播工作登记册建立情况（若医疗卫生机构无某科室，则不查看该科室工作登记册）	产科门诊：①建立 ②未建立 产科住院部：①建立 ②未建立 婚前保健门诊：①建立 ②未建立 检验科：①建立 ②未建立	
3	档案管理	查看报表和个案登记卡归类、存放情况（结合医疗卫生机构实际，查看近1~3个月档案）	应有艾滋病个案登记卡 ___张，实有 ___张 应有梅毒个案登记卡 ___张，实有 ___张 应有乙肝个案登记卡 ___张，实有 ___张	
4	报表上报及时性	查看当年（1—___月）工作月报表的填报日期	县（市，区）妇幼保健院规定上报时间：___月，按照规定时限上报：___月	
二、工作登记册				
5	产前检查档案资料和工作登记册内容一致	现场抽查10本产前检查档案病历、母子健康手册，和工作登记册比对，并现场提问	抽查产前检查档案资料类型： 首次产前检查进行艾滋病、梅毒和乙肝检测：①是 ②否（___本） 附有原始检测报告单：___本 工作登记册登记孕周和实际检测孕周一致：___本	

续表 5-12

序号	项目	方法	内容	存在问题
6	工作登记册登记规范	现场查看工作登记册（若医疗卫生机构无某科室，则不查看该科室工作登记册）	结婚登记点 婚检登记册：①规范 ②不规范 门诊检测咨询登记册：①规范 ②不规范 妇产科 （1）住院部分娩登记册：①规范 ②不规范 检验科 （1）婚检登记册：①规范 ②不规范 （2）孕产妇检测登记册：①规范 ②不规范	
三、工作月报				
7	孕早期检测	随机抽选病历10～20份，将孕早期检测率与该月工作月报表进行核对	医疗卫生机构该月工作月报表中孕早期检测率：___份，其中，孕早期检测___人，孕早期检测率___	
8	艾滋病、梅毒和乙肝检测阳性数	抽查工作月报表阳性数，和妇产科工作登记册、检验科工作登记册进行核对（结合医疗卫生机构实际，核对近1～3个月信息）	核查月份：___年___月 工作报表：艾滋病___人、梅毒___人、乙肝___人 检验科登记册：艾滋病___人、梅毒___人、乙肝___人	
9	乙肝暴露儿童免疫球蛋白注射和疫苗接种	核查工作月报表乙肝情况，和工作登记册核对（结合医疗卫生机构实际，核对近1～3个月信息）	核查月份：___年___月 工作报表：活产儿数___人、注射乙肝免疫球蛋白___人、注射首剂乙肝疫苗___人 工作登记册：活产儿数___人、注射乙肝免疫球蛋白___人、注射首剂乙肝疫苗___人	

序号	项目	方法	内容	存在问题
四、个案登记卡				
10	艾滋病纸质个案登记卡	抽3张个案登记卡，不足者全抽；查看个案登记卡有无空缺项、逻辑关系不符项	个案登记卡1：空___项，逻辑关系不符___项 个案登记卡2：空___项，逻辑关系不符___项 个案登记卡3：空___项，逻辑关系不符___项	
		抽3张个案登记卡，不足者全部抽；核查病历原始记录、访谈专管人员，核查内容真实性	抽查个案登记卡___张，内容真实___张	
11	梅毒纸质个案登记卡	抽3张个案登记卡，不足者全抽；查看个案登记卡有无空缺项、逻辑关系不符项	个案登记卡1：空___项，逻辑关系不符___项 个案登记卡2：空___项，逻辑关系不符___项 个案登记卡3：空___项，逻辑关系不符___项	
		抽3张个案登记卡，不足者全部抽；核查病历原始记录、访谈专管人员，核查内容真实性	抽查个案登记卡___张，内容真实___张	
12	乙肝纸质个案登记卡	抽3张个案登记卡，不足者全抽；查看个案登记卡有无空缺项、逻辑关系不符项	个案登记卡1：空___项，逻辑关系不符___项 个案登记卡2：空___项，逻辑关系不符___项 个案登记卡3：空___项，逻辑关系不符___项	
		抽3张个案登记卡，不足者全部抽；核查病历原始记录、访谈专管人员，核查内容真实性	抽查个案登记卡___张，内容真实___张	
13	纸质与网络个案登记卡	分别抽查艾滋病、梅毒和乙肝纸质个案登记卡各5张（不足者全部抽），与网络个案登记卡内容进行核对（除编号以外信息）	艾滋病个案登记卡___张，不一致___项 梅毒个案登记卡___张，不一致___项 乙肝个案登记卡___张，不一致___张	

第四节　数据信息的分析与利用

医疗卫生机构在数据信息收集过程中，要认真核对各类原始登记与记录，确保相关报表填报的准确性、逻辑性与完整性。妇幼保健机构定期开展信息质量控制，保证信息真实、完整、一致等，尤其要重点开展信息漏报、错报、重报等调查，保证数据质量。基层工作人员要常态化开展数据信息的分析，充分发挥信息对实际工作的指导作用。进一步规范预防母婴传播服务，促进各项措施的落实，适时调整和完善防治策略和规划，提高防治工作质量和效果。

一、工作要求

1）各级妇幼保健机构应定期开展预防母婴传播信息分析与评价工作，及时掌握辖区艾滋病感染育龄妇女抗病毒治疗和孕情检测落实情况，育龄妇女孕情检测覆盖情况，孕产妇艾滋病、梅毒和乙肝检测情况，感染孕产妇及所生儿童孕产期保健和干预服务利用情况，儿童艾滋病、梅毒和乙肝感染状况及影响因素，分析服务和管理过程中存在的问题，为预防母婴传播工作的开展和决策制定提供科学依据。县（市、区）级妇幼保健机构应每季度撰写本地区预防母婴传播数据分析报告，上报市（州）级妇幼保健机构。市（州）级妇幼保健机构应每半年撰写本地区预防母婴传播数据分析报告，上报省级妇幼保健机构。

2）预防艾滋病、梅毒和乙肝母婴传播信息由省级卫生行政部门定期发布，使社会公众了解预防艾滋病、梅毒和乙肝母婴传播工作进展和疫情态势，形成良好社会氛围，更好地开展预防艾滋病、梅毒和乙肝母婴传播工作。

3）各级妇幼保健机构、提供预防母婴传播服务的医疗卫生机构在利用预防母婴传播数据信息进行行业内部交流、论文发表或从事科学研究时，必须经本单位负责人或者分管领导审核批准，必要时报同级卫生行政部门批准。

二、数据信息分析指标

根据预防母婴传播整体工作要求，结合数据信息报告的主要内容，参考《四川省预防艾滋病、梅毒和乙肝母婴传播工作实施方案（2021 年版）》《四川省消除艾滋病、梅毒和乙肝母婴传播工作实施方案（2023—2025 年)》要求进行数据分析。

（一）主要指标（13 个）

1）产前检查覆盖率。

2）艾滋病母婴传播率

3）孕产妇 HIV 检测率。

4）艾滋病感染孕产妇抗 HIV 用药率。

5）艾滋病感染孕产妇所生儿童抗 HIV 用药率。

6）先天梅毒发病率。

7）孕产妇梅毒检测率。

8）梅毒感染孕产妇治疗率。

9）梅毒感染孕产妇所生儿童预防性治疗率。

10）乙肝母婴传播率。

11）孕产妇乙肝检测率。

12）乙肝感染孕产妇所生儿童乙肝免疫球蛋白及时注射率。

13）乙肝感染孕产妇所生儿童首剂乙肝疫苗及时接种率。

（二）其他指标（15 个）

1）接受治疗且病毒载量低于 50copies/mL 的艾滋病感染育龄妇女占现存活艾滋病感染育龄妇女的比例。

2）孕产妇孕早期 HIV 检测率。

3）艾滋病感染孕产妇孕早期抗 HIV 用药率。

4）艾滋病感染孕产妇病毒载量检测率。

5）艾滋病感染孕产妇所生儿童 3 月龄早期诊断检测率。

6）艾滋病感染孕产妇所生儿童 18 月龄 HIV 抗体检测率。

7）艾滋病感染孕产妇配偶/性伴检测率。

8）孕产妇孕早期梅毒检测率。

9）梅毒感染孕产妇充分治疗率。

10）梅毒感染孕产妇所生儿童非梅毒螺旋体血清学试验定量检测率。

11）梅毒感染孕产妇配偶/性伴检测率。

12）孕产妇孕早期乙肝检测率。

13）乙肝感染孕产妇所生儿童乙肝疫苗全程接种率。

14）乙肝感染孕产妇所生高暴露风险儿童接受综合干预服务后血清学检测率。

15）高母婴传播风险乙肝感染孕产妇抗病毒治疗率。

三、指标定义与计算方法

四川省预防艾滋病、梅毒和乙肝母婴传播工作指标定义及计算方法见表 5-13。

表 5－13 四川省预防艾滋病、梅毒和乙肝母婴传播工作指标定义及计算方法

维度	序号	指标	目标值	指标定义	分子	分母	计算方法	数据来源
主要指标	1	产前检查覆盖率	≥95%	接受过至少1次产前检查的孕产妇人数与活产产妇数之比	某时期接受过至少1次产前检查的孕产妇人数	同期活产产数	某时期在分娩前接受过至少1次产前检查服务的孕产妇人数/辖区同期活产产数	全国妇幼卫生年报
	2	艾滋病母婴传播率	<2%	艾滋病感染孕产妇所生儿童中因母婴传播途径感染的儿童的比例	艾滋病感染孕产妇所生儿童中因母婴传播途径感染的儿童数	同期艾滋病感染孕产妇所生儿童已满18月龄活产数	需通过以下2种方法分别计算 1. 根据抗体检测结果计算：(A＋B＋年度死亡矫正系数×C)/(D＋E) A＝艾滋病感染孕产妇所生已满18月龄的存活儿童中，诊断为HIV感染（抗体检测或早期诊断检测）的儿童数；B＝艾滋病感染孕产妇所生已满18月龄，接受过艾滋病早期诊断且结果为阳性的儿童数；C＝艾滋病感染孕产妇所生已满18月龄的死亡儿童数；D＝艾滋病感染孕产妇所生已满18月龄的存活儿童数；E＝艾滋病感染孕产妇所生已满18月龄的死亡儿童数；年度死亡矫正系数：每年国家卫健委妇幼司统一公布 2. 以3月龄内婴儿HIV早期诊断阳性率代替（要求检测3月龄内至少一次早期诊断覆盖率≥95%）	预防母婴传播管理信息系统
	3	孕产妇HIV检测率	≥99%	接受HIV检测的孕产妇所占的比例	某时期孕期或临时接受过HIV检测的产妇数	同期分娩产妇总数（住院分娩产妇数＋非住院分娩产妇数）	某时期孕期或仅产时接受过至少1次HIV检测的产妇数（住院分娩产妇数＋非住院分娩产妇数）	预防母婴传播管理信息系统

续表5－13

维度	序号	指标	目标值	指标定义	分子	分母	计算方法	数据来源
主要指标	4	艾滋病感染孕产妇应用抗HIV用药率	≥98%	艾滋病感染孕产妇应用抗HIV药物的比例	某时期在孕产期应用抗HIV药物的艾滋病感染产妇数	同期艾滋病感染孕产妇总数	某时期预防母婴传播个案登记卡2－Ⅱ中填报了"用药"的分娩产妇数/同期上报的个案登记卡2－Ⅱ中分娩产妇总数	预防母婴传播管理信息系统
	5	艾滋病感染孕产妇所生儿童用抗HIV药率	≥98%	艾滋病感染孕产妇所生儿童应用抗HIV药物的比例	某时期艾滋病感染孕产妇所生应用抗HIV药物的儿童数	同期艾滋病感染孕产妇所生活产儿数	某时期预防母婴传播个案登记卡2－Ⅱ中填报了新生儿"用药"的个案登记卡2－Ⅱ上报的个案登记卡2－Ⅱ中新生儿总数	预防母婴传播管理信息系统
	6	先天梅毒发病率	≤50例/10万活产	先天梅毒病例数占活产数的比例	某时期先天梅毒报告病例数（传染病直报系统中的先天梅毒数），与梅毒感染孕产妇分娩的20周以上的死胎死产之和	同期活产总数（全国妇幼卫生年报系统中的活产产妇数）	（某时期通过国家传染病报告系统上报计算的先天梅毒报告病例数＋梅毒感染孕产妇分娩20周以上的死胎死产数）/同期某地区通过国家卫生信息年报上报统计的活产数	预防母婴传播管理信息系统/传染病直报系统
	7	孕产妇梅毒检测率	≥99%	接受梅毒检测的孕产妇所占的比例	某时期孕期或产时接受过梅毒检测的产妇数	同期分娩产妇总数（住院分娩产妇数＋非住院分娩产妇）	某时期孕期预防或产时接受过至少1次梅毒检测的产妇数（住院分娩产妇数＋非住院分娩产妇）/同期分娩产妇数	预防母婴传播管理信息系统
	8	梅毒感染孕产妇治疗率	≥95%	梅毒感染孕产妇接受梅毒治疗的比例	孕期和（或）产时接受过梅毒治疗的梅毒感染产妇数	同期梅毒感染产妇总数	某时期预防母婴传播个案登记卡3－Ⅱ中上报接受梅毒治疗的个案数/同期产妇总数	预防母婴传播管理信息系统
	9	梅毒感染孕产妇所生儿童预防性治疗率	≥95%	梅毒感染孕产妇所生儿童接受过预防性治疗的比例	某时期梅毒感染孕产妇所生接受预防性治疗的人数	同期梅毒感染孕产妇所生活儿数	某时期预防母婴传播个案登记卡3－Ⅱ中填报了新生儿"用药"的个案登记卡3－Ⅱ中新生儿总数	预防母婴传播管理信息系统

续表5-13

维度	序号	指标	目标值	指标定义	分子	分母	计算方法	数据来源
主要指标	10	乙肝母婴传播率	≤1%	乙肝感染孕产妇所生儿童中12月龄内HBsAg阳性的比例	某时期乙肝感染孕产妇所生儿童中12月龄内HBsAg阳性的儿童数	同期乙肝感染孕产妇所生儿童中12月龄内接受HBsAg检测的儿童数	某时期乙肝感染孕产妇所生儿童中12月龄内HBsAg阳性的人数/同期乙肝感染孕产妇所生儿童中12月龄内接受HBsAg检测的儿童数	预防母婴传播管理信息系统
	11	孕产妇乙肝检测率	≥99%	接受乙肝检测的孕产妇所占的比例	某时期孕期或产时接受过乙肝检测的产妇数	同期分娩产妇总数（住院分娩产妇数＋非住院分娩产妇数）	某时期孕期或（又产时）接受过至少1次乙肝检测的产妇数（住院分娩产妇数＋非住院分娩产妇数）	预防母婴传播管理信息系统
	12	乙肝感染孕产妇所生儿童乙肝免疫球蛋白及时注射率	≥95%	乙肝感染孕产妇所生儿童及时（12小时内）注射乙肝免疫球蛋白的比例	某时期出生后12小时内注射了乙肝免疫球蛋白的乙肝感染孕产妇所生活产儿数	同期乙肝感染孕产妇所生活产儿数	某时期出生后12小时内注射了乙肝免疫球蛋白的乙肝感染孕产妇所生活产儿数/同期乙肝感染孕产妇所生活产儿数	预防母婴传播管理信息系统
	13	乙肝感染孕产妇所生儿童乙肝疫苗首剂及时接种率	≥95%	乙肝感染孕产妇所生儿童及时（12小时内）接种首剂乙肝疫苗的比例	某时期出生后12小时内接种了首剂乙肝疫苗的乙肝感染孕产妇所生活产儿数	同期乙肝感染孕产妇所生儿数	某时期出生后12小时内接种了首剂乙肝疫苗的乙肝感染孕产妇所生活产儿数/同期乙肝感染孕产妇所生儿数	预防母婴传播管理信息系统/免疫规划信息系统

续表5−13

维度	序号	指标	目标值	指标定义	分子	分母	计算方法	数据来源
	14	接受治疗且病毒载量低于50copies/mL的艾滋病感染育龄妇女占现存活艾滋病感染育龄妇女的比例	≥90%	某时期存在治疗且艾滋病感染育龄妇女中进行了病毒载量检测且结果低于50copies/mL的人数所占的比例	某时期接受治疗且病毒载量低于50copies/mL的艾滋病感染育龄妇女(某时期内多次病毒载量结果，以最后一次计算)	同期疫情报告现存活艾滋病感染育龄妇女，按现住址统计	某时期接受治疗且病毒载量低于50copies/mL的艾滋病感染育龄妇女/同期现存活艾滋病感染育龄妇女	艾滋病综合防治信息系统
	15	孕产妇早期孕期抗HIV检测率	≥85%	孕早期(孕12+6周以内)接受至少1次HIV检测的孕产妇所占的比例	某时期孕早期接受过1次HIV检测的产妇数	同期分娩产妇总数(住院分娩产妇数+非住院分娩产妇数)	某时期孕早期(孕12+6周以内)接受至少1次艾滋病检测的产妇数/同期分娩产妇总数(住院分娩产妇数+非住院分娩产妇数)	预防母婴传播管理信息系统
其他指标	16	艾滋病感染孕产妇孕早期抗HIV用药率	≥90%	艾滋病感染孕产妇孕早期应用抗HIV药物的比例	某时期孕早期(孕12+6周以内)应用抗HIV药物的艾滋病感染产妇数	同期艾滋病感染产妇总数	某时期孕早期预防母婴传播个案登记卡2−Ⅱ中填报了"用药"且孕周"≤(12+6周)"的分娩产妇个案数/同期上报的个案登记卡Ⅱ−2中分娩产妇总数	预防母婴传播管理信息系统
	17	艾滋病感染产妇病毒载量检测率	≥95%	艾滋病感染孕产妇至少接受过1次病毒载量检测的比例	某时期孕期至少接受过1次病毒载量检测的艾滋病感染产妇数	同期艾滋病感染产妇总数	某时期孕期至少接受过1次病毒载量检测的艾滋病感染产妇数/同期艾滋病感染产妇总数	预防母婴传播管理信息系统
	18	艾滋病感染孕产妇所生儿童3月龄早期诊断检测率	≥95%	艾滋病感染孕产妇所生儿童在3月龄内接受早期诊断检测服务的人数所占的比例	某时期满3月龄艾滋病感染孕产妇所生儿童中至少接受过1次HIV核酸检测的人数	同期满3月龄艾滋病感染孕产妇所生儿童数	某时期艾滋病感染孕产妇所生儿童已满3月龄中HIV核酸检测的人数/同期艾滋病感染孕产妇所生满3月龄的儿童数	预防母婴传播管理信息系统

125

续表5-13

维度	序号	指标	目标值	指标定义	分子	分母	计算方法	数据来源
	19	艾滋病感染孕产妇所生18月龄儿童HIV抗体检测率	≥95%	已满18月龄艾滋病感染孕产妇所生儿童中在18月龄时接受HIV检测服务所占的人数的比例	某时期艾滋病感染孕产妇所生已满18月龄儿童或18月龄时接受过HIV检测的人数	同期艾滋病感染孕产妇所生已满18月龄儿童数	某时期艾滋病感染孕产妇所生已满18月龄儿童在12月龄或18月龄时接受过HIV检测18月龄儿童数/同期艾滋病感染孕产妇所生18月龄儿童数	预防母婴传播管理信息系统
	20	艾滋病感染孕产妇配偶/性伴检测率	≥85%	艾滋病感染孕产妇配偶/性伴中接受HIV检测所占的人数的比例	某时期艾滋病感染孕产妇配偶/性伴中接受至少1次HIV检测的人数	同期艾滋病感染孕产妇人数	某时期艾滋病感染孕产妇配偶/性伴中接受过至少1次HIV检测的人数/同期艾滋病感染孕产妇配偶/性伴人数	预防母婴传播管理信息系统
其他指标	21	孕产妇孕早期梅毒检测率	≥85%	孕早期(孕12+6周以内)接受至少1次梅毒检测的产妇占的孕产妇的比例	某时期孕早期接受过梅毒检测的产妇数	同期分娩产妇总数(住院分娩产妇数+非住院分娩产妇数)	某时期孕早期(孕12+6周以内)接受至少1次梅毒检测的产妇数/同期分娩产妇总数(住院分娩产妇数+非住院分娩产妇数)	预防母婴传播管理信息系统
	22	梅毒感染孕产妇充分治疗率	≥90%	梅毒感染孕产妇中得到充分治疗(最晚在分娩30天前接受过1针苄星青霉素)孕产妇的比例	某时期最晚在分娩30天前接受过1针苄星青霉素治疗的梅毒感染产妇数	同期梅毒感染产妇总数	某时期最晚在分娩30天前接受过1针苄星青霉素治疗的梅毒感染产妇总数	预防母婴传播管理信息系统
	23	梅毒感染孕产妇所生儿童非梅毒螺旋体血清学试验定量检测率	≥90%	梅毒感染孕产妇所生儿童中接受非梅毒螺旋体血清学试验定量检测的比例	某时期梅毒感染孕产妇所生儿童接受过非梅毒螺旋体血清学试验定量检测的人数	同期梅毒感染孕产妇所生活产儿数	某时期梅毒感染孕产妇所生儿童中接受过非梅毒螺旋体血清学试验定量检测的人数/同期梅毒感染孕产妇所生活产儿数	预防母婴传播管理信息系统

续表5-13

维度	序号	指标	目标值	指标定义	分子	分母	计算方法	数据来源
	24	梅毒感染孕产妇配偶/性伴检测率	≥85%	梅毒感染孕妇配偶/性伴中接受 HIV 检测的人数所占的比例	某时期梅毒配偶/性伴产妇接受过至少1次梅毒检测的人数	同期梅毒感染孕产妇性伴人数	某时期梅毒感染孕产妇配偶/性伴中接受过至少1次梅毒检测/同期梅毒感染孕产妇配偶/性伴人数	预防母婴传播管理信息系统
	25	孕产妇孕早期乙肝检测率	≥85%	孕早期($孕 12^{+6}$周以内)接受至少1次乙肝检测的孕产妇所占的比例	某时期孕早期接受过乙肝检测的产妇数	同期分娩产妇总数(住院分娩产妇数+非住院分娩产妇数)	某时期孕早期($孕 12^{+6}$周以内)接受至少1次乙肝检测产妇/同期分娩产妇总数(住院分娩数+非住院分娩产妇数)	预防母婴传播管理信息系统
	26	乙肝感染孕产妇所生儿童乙肝疫苗全程接种率	≥95%	乙肝感染孕产妇所生儿童中在规定时间内完成全程乙肝疫苗接种的人数所占的比例	某时期乙肝感染孕产妇所生儿童在12月龄内已完成全程乙肝疫苗接种的人数	同期乙肝感染孕产妇所生已满12月龄儿童数	根据《国家免疫规划疫苗儿童免疫程序及说明》,某时期乙肝感染孕产妇所生在12月龄内已完成全程乙肝疫苗接种的人数/同期乙肝感染孕产妇所生已满12月龄儿童数	免疫规划信息系统
其他指标	27	乙肝感染孕产妇所生高暴露风险儿童综合干预服务后血清学检测率	≥90%	乙肝感染孕产妇所生高暴露风险儿童($HBV \geq 2 \times 10^5$ 或 e 抗原阳性)在完成注射免疫球蛋白以及接种乙肝疫苗后,在12月龄内接受乙肝血清学检测的儿童所占比例	某时期乙肝感染孕产妇所生高暴露风险儿童($HBV \geq 2 \times 10^5$ 或 e 抗原阳性)在完成注射免疫球蛋白以及接种乙肝疫苗后,在12月龄内接受乙肝血清学检测的儿童数	同期乙肝感染孕产妇所生高暴露风险儿童($HBV \geq 2 \times 10^5$ 或 e 抗原阳性)中完成球蛋白注射以及接种乙肝疫苗的儿童数	某时期乙肝感染孕产妇所生高暴露风险儿童接受12月龄内接受过综合干预服务的人数/同期乙肝感染孕产妇已满12月龄的接受过综合干预服务的乙肝感染孕产妇所生的儿童数	预防母婴传播管理信息系统

续表 5-13

维度	序号	指标	目标值	指标定义	分子	分母	计算方法	数据来源
其他指标	28	高母婴传播风险乙肝感染孕产妇抗病毒治疗率	≥90%	高母婴传播风险（HBV≥2×10⁵或 e 抗原阳性）乙肝感染孕产妇中接受乙肝抗病毒治疗的比例	某时期接受乙肝抗病毒治疗的高母婴传播风险乙肝感染孕产妇人数	同期应接受乙肝抗病毒治疗的高母婴传播风险乙肝感染孕产妇人数	某时期乙肝高母婴传播风险孕产妇中接受乙肝抗病毒治疗孕产妇人数/乙肝高母婴传播风险孕产妇	预防母婴传播管理信息系统

第六章　质量控制

广义上的质量控制是指为了产品或服务达到质量要求所采取的技术措施和管理措施。本书所讲的质量控制是为了保证辖区预防母婴传播工作质量而采取的重要措施，根据相关工作规范和要求，对基层预防母婴传播工作涉及的各个环节，制定统计的质量控制标准，规范各环节的工作流程、岗位职责、工作要求等，并进行考核评估和持续改进。

一、工作目的

1）促进各地进一步落实预防艾滋病、梅毒和乙肝母婴传播工作策略与措施，规范开展预防母婴传播服务，提升工作质量。

2）客观评价预防艾滋病、梅毒和乙肝母婴传播工作效果，为及时制定和调整预防艾滋病、梅毒和乙肝母婴传播工作策略和措施提供科学依据。

二、主体与对象

（一）主体

卫生行政部门、预防艾滋病母婴传播管理办公室。预防艾滋病母婴传播管理办公室负责辖区内预防艾滋病、梅毒和乙肝母婴传播工作的指导和组织实施。

（二）对象

预防艾滋病、梅毒和乙肝母婴传播工作管理部门，辖区内提供预防艾滋病、梅毒和乙肝母婴传播服务的各级各类医疗卫生机构、社会组织。

三、内容、方法和细则

（一）内容

1. 管理机构

组织管理、经费与物资管理、能力建设、工作指导、权益保障/性别平等/社会组织、健康教育及健康促进、感染孕产妇所生儿童管理等。

2. 医疗机构

组织管理、院内流程、院内培训、健康教育及健康促进、预防母婴传播核心措施、营造无歧视医疗环境、实验室管理等。

3. 乡镇卫生院/社区卫生服务中心

组织管理、工作培训、工作指导、健康教育、孕情早发现、重点人群管理、孕产妇"三病"检测、HIV 个案追踪动员等。

（二）方法

采用定性与定量相结合的方法，包括：①召开座谈会、反馈会；②查阅相关文件及各种资料；③现场调查；④对管理人员、医务人员和服务对象进行访谈和问卷调查等。

（三）细则

预防艾滋病、梅毒和乙肝母婴传播工作指导细则－管理机构见表6－1。

表 6—1　预防艾滋病、梅毒和乙肝母婴传播工作指导细则－管理机构

机构名称：_____　　　　质控日期：_____ 年 ____ 月

	内容	评估标准	方法	机构	核查情况	备注
组织管理	1. 政府主导	出台相关政策与方案，纳入政府责任目标考核等；成立消除母婴传播工作领导小组和专家技术指导组	查阅方案、责任目标书等资料	卫生行政部门、妇幼保健机构	消除母婴传播工作纳入本级政府工作和责任目标考核：①是　②否 卫生行政部门将消除母婴传播纳入本级政府卫生和责任医疗机构目标：①是　②否 制订下发本级消除母婴传播实施方案：①是　②否 方案结合当地实际情况制订：①是　②否 成立消除母婴传播工作领导小组：①是　②否 成立消除母婴传播专家技术指导组：①是　②否	
	2. 多部门合作	教育、公安、民政、人力资源社会保障、团委、妇联等多部门积极配合支持相应工作，联合开展活动	查看支持相关工作的文件等资料		设置母婴传播消除认证办公室：①是　办公室设在 _____ ②否 多部门（3个及以上）参与：①是　②否 联合开展活动：①是　②否 多部门活动记录：①是　②否	
	3. 管理与服务流程	建立当地适宜、规范的消除母婴传播工作管理流程和技术服务流程运转通畅	查阅文件资料、访谈相关工作人员、现场观察		在辖区内建立当地适宜的管理、服务和转介流程：①是　②否 制定引导新婚夫妇、备孕双方尽早接受相关检测的机制或流程：①是　②否 制定孕期首次咨询检测服务流程：①是　②否 制定与促进落实孕早期检测工作的相关政策和措施：①是　②否 开展艾滋病感染育龄妇女健康管理、指导转介：①是　②否，如是，如何开展：_____ 有流动人口、贫困人口等群体的实验室检测网络：①是　②否，如有，具体是：_____ 建立本辖区布局合理、运转高效的实验室检测网络 艾滋病：①是　②否；梅毒：①是　②否；乙肝：①是　②否；	

续表6-1

内容		评估标准	方法	机构	核查情况	备注
经费与物资管理	4. 经费下拨与分配	中央财政经费及时、足额到位	查阅资料，访谈相关工作人员	卫生行政部门、妇幼保健机构	有经费方案：①是 ②否 经费拨付及时：①是 ②否（超过3个月未下达至下级为不及时） 经费足额拨付：①是 ②否 经费下拨至市级（县级）日期： 经费到账日期： 省级下拨金额： 市级（县级）到账金额： 建立专账：①是 ②否 专款专用：①是 ②否 202 年1—月，经费使用进度： _____ %	
	5. 物资管理	制定辖区物资管理方案/制度，物资需求测算合理			有物资管理相关规章制度：①是 ②否 根据辖区疫情和物资储存情况，查看当年物资需求计划，评估物资需求测算是否合理（建议可抽查抗HIV药品、乙肝疫苗、苄星青霉素、奶粉和TRUST/RPR试剂等来进行评估）：①是 ②否 二次冷链转运物资：①有 ②无 如果有，二次冷链转运温度记录存档：①是 ②否 转运符合要求：①是 ②否	
	6. 地方经费支持	地方财政配套经费支持消除母婴传播工作			地方财政配套相关工作经费：①是 ②否 配套金额： _____ 万元	

续表 6-1

内容		评估标准	方法	机构	核查情况	备注
能力建设	7.人员配备	卫生行政部门和妇幼保健机构、疾病预防控制中心、抗病毒治疗机构"三线"有消除母婴传播工作人员，建立良好协作机制	查阅文件资料，访谈相关工作人员，现场观察	卫生行政部门、妇幼保健机构、疾病预防控制机中心、抗病毒治疗机构	配备负责消除母婴传播工作人员 卫生行政部门：①是　②否 妇幼保健机构：①是　②否 疾病预防控制中心：①是　②否 抗病毒治疗机构：①是　②否 建立良好协作机制：①是　②否	
	8.人员培训	所有医疗卫生机构相关技术人员与管理人员定期接受专业培训	查阅文件资料，访谈相关工作人员	妇幼保健机构	开展辖区内相关技术人员与工作管理人员培训：①是　②否 培训对象覆盖辖区各级各类医疗卫生机构相关人员：①是　②否 202____年 1—____月，举办培训班 培训内容有无针对性：①是　②否 培训内容包括：_____	

续表6—1

内容		评估标准	方法	机构	核查情况	备注
工作指导	9. 计划安排	制订工作指导计划与评估方案，下发工作指导文件	查阅资料，座谈与访谈相关人员	卫生行政部门、妇幼保健机构等	制订辖区工作指导、评估方案：①是 ②否 监督指导频率：＿＿／次	
	10. 组织实施	按照工作要求和计划，组建专家组，定期进行工作指导			组建工作指导专家组：①是 ②否 专家组全面、准确开展工作指导：①是 ②否 202＿＿年1—＿＿月，市级对县级工作指导覆盖率＿＿％，县级对乡镇工作指导覆盖率＿＿％ 指导涵盖以下内容：组织管理、规范服务、信息管理质量、实验室管理、权益保障与性别平等和社区各类医疗卫生机构：①是 ②否； 工作指导覆盖辖区各级社区各级医疗卫生机构：①是 ②否	
	11. 结果反馈	工作指导结束后，给予书面反馈，并撰写报告			工作指导结束后 对受指导地区、单位书面反馈指导意见：①是 ②否 完成指导报告：①是 ②否	
	12. 持续整改	对上次技术指导中发现的问题进行追踪			对上一季度/年度上级单位指导中发现的问题进行持续整改：①是 ②否	
	13. 重点案例评审	开展感染孕产妇及所生儿童等相关案例评审工作			202＿＿年1—＿＿月，有符合纳入评审条件的重点案例：①是 ②否 对符合评审条件的重点案例及时评审：①是 ②否 及时撰写评审报告并上报：①是 ②否	

续表 6-1

	内容	评估标准	方法	机构	核查情况	备注
权益保障/性别平等/社会组织	14. 定期梳理、评价、完善当地政策	对当地政策定期进行梳理、评价和完善	查阅资料、座谈与访谈相关人员	卫生行政部门、妇幼保健机构、疾病预防控制中心	对当地政策定期进行梳理、评价和完善：①是 ②否	
	15. 促进性别平等、反家庭暴力	具有促进性别平等、反家庭暴力的工作机制			具有促进性别平等、反家庭暴力的工作机制：①是 ②否	
		定期开展促进性别平等、反家庭暴力宣传教育活动			定期开展促进性别平等、反家庭暴力的宣传教育活动：①是 ②否	
	16. 人权、性别平等和社会组织参与	发挥社会组织作用、鼓励、引导其参与消除母婴传播工作			培育或鼓励、引导社会组织参与消除母婴传播工作：①是 ②否 如是，社会参与的社会组织数量：＿＿＿家 当地社会组织开展有关预防母婴传播的知识和技能的培训：①是 ②否	
	17. 救助制度和渠道	有对感染者的民政、司法等救助制度和渠道	查阅资料、座谈与访谈相关人员	卫生行政部门、妇幼保健机构、疾病预防控制中心、抗病毒治疗机构	对当地社会组织开展有关预防母婴传播有关知识技能的培训：①是 ②否 有对感染者的民政、司法等救助制度和渠道：①是 ②否	
健康教育及健康促进	18. 制订健康教育及健康促进计划	有健康教育和健康促进工作计划			制订健康教育和健康促进的工作计划：①是 ②否	
	19. 开展健康教育及健康促进活动	针对育龄妇女、流动人口、青年学生等重点人群开展健康教育和健康促进活动			健康教育和健康促进的活动记录：①有 ②无	

续表6—1

	内容	评估标准	方法	机构	核查情况	备注
感染孕产妇所生儿童随访管理（仅查看县级管理机构）	20. 艾滋病感染孕产妇所生儿童随访管理	为HIV暴露儿童提供规范的生长发育、计划免疫、转介、治疗、随访等服务	查阅资料和病案（艾滋病、梅毒各抽选5例，乙肝抽选10例，不足则抽选全部），座谈与访谈相关人员	妇幼保健机构、医疗卫生机构、抗病毒治疗机构	建立HIV暴露儿童管理、服务和转介流程：①是 ②否 为HIV暴露儿童提供规范的生长发育监测、计划免疫等健康管理服务：①是 ②否 建立HIV感染儿童治疗转介流程：①是 ②否 为HIV感染儿童提供规范的治疗、随访等健康管理服务：①是 ②否 抽查HIV暴露儿童病历_____份 规范提供儿童健康管理服务_____人、转介纳入治疗管理_____人 确诊HIV感染_____人	
	21. 梅毒感染孕产妇所生儿童随访管理	为梅毒暴露儿童提供规范的生长发育、转介、随访等服务			建立梅毒暴露儿童管理、服务和转介流程：①是 ②否 为梅毒暴露儿童提供规范的生长发育监测、计划免疫等健康管理服务：①是 ②否 为诊断为先天梅毒的儿童提供规范的治疗和随访服务：①是 ②否 抽查梅毒暴露儿童病历_____份 规范提供儿童健康管理服务_____人、规范先天梅毒治疗_____人 确诊先天梅毒儿童_____人	
	22. 乙肝感染孕产妇所生儿童随访管理	为乙肝暴露儿童提供规范的生长发育、计划免疫、治疗、随访等服务			建立乙肝暴露儿童管理、服务和转介流程：①是 ②否 为乙肝暴露儿童提供规范的生长发育监测、计划免疫等健康管理服务：①是 ②否 抽查满12月龄乙肝暴露儿童病历_____份 规范提供儿童健康管理服务_____人，感染儿童_____人 提供血清学检测儿童_____人、感染儿童_____人	

预防艾滋病、梅毒和乙肝母婴传播工作指导细则－医疗机构见表6－2。

表6－2　预防艾滋病、梅毒和乙肝母婴传播工作指导细则－医疗机构

医疗机构名称：＿＿＿＿＿　　　　质控日期：＿＿＿年＿＿月

内容	评估标准	方法	科室	核查情况	备注
组织管理	制订院内消除母婴传播工作方案，明确相关科室职责，保障工作所需物资	查看方案、制度、报告等资料，访谈相关人员	职能部门牵头科室、临床相关科室	制订院内消除母婴传播工作方案，明确各科室职责：①是　②否 明确院内消除母婴传播工作牵头科室：①是　②否 设有消除母婴传播工作牵头科室负责人，能胜任工作：①是　②否 牵头科室定期开展质控，对质控发现问题持续整改：①是　②否 建立物资管理相关规章制度：①是　②否 定期对院内物资进行盘点：①是　②否 未出现物资（如检测试剂、苄星青霉素、乙肝疫苗、乙肝免疫球蛋白等）短缺：①是　②否	
院内诊疗流程	具备消除母婴传播院内工作流程（结合医疗服务查看），体现闭环管理	查看文件、访谈相关人员	职能部门牵头科室、临床相关科室	流程1：建立院内孕情第一时间发现流程：①是　②否 流程2：建立孕产妇艾滋病、梅毒和乙肝检测流程，其中重点人群孕晚期再次动员检测：①是　②否 流程3：建立HIV抗体筛查阳性孕产妇复检流程，核酸检测机构和检测时限，明确补充试验：①是　②否　体现闭环管理：①是　②否 流程4：建立艾滋病感染孕产妇院内治疗或转诊流程　院内提供治疗：明确院内相关科室岗位职责，体现闭环管理：①是　②否　院内不提供治疗：明确转诊标准，转诊后体现闭环管理：①是　②否 流程5：建立梅毒检测阳性孕产妇（含单阳、双阳）院内治疗或转诊流程　院内提供治疗：明确院内相关科室岗位职责，体现闭环管理：①是　②否　院内不提供治疗：明确转诊标准，转诊后体现闭环管理：①是　②否 流程6：建立乙肝感染孕产妇院内治疗或转诊流程　院内提供治疗：明确院内相关科室岗位职责，体现闭环管理：①是　②否　院内不提供治疗：明确转诊标准，转诊后体现闭环管理：①是　②否	

续表6—2

内容	评估标准	方法	科室	核查情况	备注
院内流程	具备消除母婴传播院内工作流程（结合医疗服务查看），体现闭环管理	查看文件、访谈相关人员	职能部门牵头科室、临床有关科室	流程7：建立急诊临产孕产妇检测及后续治疗流程，明确院内相关科室岗位职责和工作时限要求：①是 ②否 流程8：建立艾滋病和梅毒感染孕妇配偶/性伴检测流程/性伴接受检测服务，动员配偶/性伴接受检测服务：①是 ②否 流程9：建立胎死宫内就诊孕产妇梅毒检测流程，明确孕产妇梅毒感染状态：①是 ②否	
院内培训	培训内容齐全	查阅资料、访谈相关人员	相关科室	涵盖预防母婴传播核心知识技能：①是 ②否 涵盖消除院内工作方案和流程：①是 ②否 涵盖消除医疗歧视内容：①是 ②否	
	培训对象涵盖核心科室			产科、儿科（新生儿科）、急诊科、检验科、产儿科护理团队：①是 ②否 医务科、院感科、公共卫生科：①是 ②否 皮肤性病科、肝病科、感染科（如果参与相关工作）：①是 ②否	
健康教育及健康促进	常规进行消除母婴传播健康教育	查看现场、访谈相关人员	相关科室、院内各宣传阵地	婚前保健、孕前保健、孕产期保健等现场摆放健康教育材料：①是 ②否 播放消除母婴传播健康教育宣传视频：①是 ②否 孕妇学校常规设置消除母婴传播课程：①是 ②否	
	新媒体宣传			运用微信公众号、抖音、快手等新媒体开展消除母婴传播健康教育宣传：①是 ②否	
	宣传内容准确，并适时更新宣传内容			宣传知识点准确：①是 ②否 适应工作形势要求，适时更新健康教育内容：①是 ②否	

续表6-2

内容	评估标准	方法	科室	核查情况	备注
	孕产妇艾滋病、梅毒和乙肝检测	现场查看记录，访谈相关人员和孕产妇	妇产科、检验科、收费室等	孕产妇首次就诊时享受免费的艾滋病、梅毒和乙肝检测服务：①是　②否	
		现场查看记录，访谈相关人员		HIV初筛阳性孕产妇，及时完成补充试验，必要时完成核酸检测：①是　②否 梅毒TP（化学发光）阳性，TRUST或RPR阴性，后续按要求及时完成TPPA检测：①是　②否 有HBV DNA定量检测能力的地区，乙肝感染孕产妇及时行HBV DNA定量检测：①是　②否	
预防母婴传播核心措施	感染孕产妇及所生新生儿健康管理	现场查看记录，访谈相关人员	妇产科	按照《孕产妇妊娠风险评估与管理工作规范》要求，对感染孕产妇进行随访管理：①是　②否	
	艾滋病感染孕产妇及所生新生儿干预服务	现场观察，查看分娩台账、病历记录，访谈相关人员（随机抽选病历，三病各抽选10份，不足10份抽选全部）	妇产科、新生儿科、检验科	确诊艾滋病感染孕产妇及时纳入管理或转介至定点医疗机构纳入管理，体现闭环管理：①是　②否 艾滋病感染孕产妇抗病毒治疗管理实行专人负责（抗病毒治疗定点医疗机构填写）：①是　②否 艾滋病感染孕产妇抗病毒治疗早、中、晚期进行病毒载量检测（抗病毒治疗定点医疗机构填写）：①是　②否 艾滋病感染孕产妇每3个月进行CD4+T淋巴细胞检测（抗病毒治疗定点医疗机构填写）：①是　②否	
				为艾滋病感染孕产妇提供安全助产服务：①是　②否 为艾滋病感染孕产妇所生新生儿提供规范预防性治疗服务：①是　②否 为艾滋病感染孕产妇所生新生儿提供48小时内早期诊断检测本采集服务：①是　②否	

续表6-2

内容	评估标准	方法	科室	核查情况	备注
预防母婴传播核心措施	梅毒感染孕产妇及所生新生儿干预服务	现场观察、查看分娩台账、病历记录、访谈相关人员（随机抽选病历、三病各抽选10份，不足10份抽选全部）	妇产科、新生儿科、检验科	梅毒感染孕产妇： 立刻完成一个疗程治疗、转诊孕产妇体现闭环管理、保障完成治疗：①是 ②否 每月复查RPR（或TRUST）：①是 ②否 分娩前进行RPR（或TRUST）检测：①是 ②否 梅毒TPPA单阳孕产妇 立即完成1个疗程治疗：①是 ②否 治疗完成后1个月复查RPR（或TRUST）：①是 ②否 梅毒暴露儿童出生后及时检测RPR（或TRUST）：①是 ②否 梅毒暴露儿童出生后完成预防性治疗：①是 ②否	
	乙肝感染孕产妇及所生新生儿干预服务			为孕中、晚期HBV DNA ≥ $2×10^5$ IU/mL 或者 HBeAg 阳性孕产妇提供抗病毒治疗、转诊孕产妇体现闭环管理：①是 ②否 定期检测肝功能：①是 ②否 肝功异常及时处理：①是 ②否 乙肝暴露儿童 出生后12小时内注射乙肝免疫球蛋白：①是 ②否 出生后12小时内接种乙肝疫苗：①是 ②否	
	临产感染状态未知孕产妇筛查及干预			仅产时孕产妇及时检测：①是 ②否 仅产时孕产妇30分钟内出具种检测结果：①是 ②否 仅产时孕产妇若HIV初筛阳性，按照感染者进行干预：①是 ②否	

续表6-2

内容	评估标准	方法	科室	核查情况	备注
预防母婴传播核心措施	正确书写感染者产科病历	查看病历、访谈相关人员	产科、病案室等	梅毒和乙肝感染孕产妇诊断正确：①是 ②否	
				病程记录针对感染情况、孕期相关化验动态监测情况进行描述：HIV 抗病毒治疗监测情况、肝功能监测情况、乙肝病毒标志物检测结果等：①是 ②否	
				出院小结、出院医嘱有相关指导：①是 ②否	
				记录外院核心化验单据检测结果，例如孕早期三病检测结果、HIV 病毒载量、CD4＋T 淋巴细胞、RPR（或 TRUST）、HBV DNA 定量检测结果等：①是 ②否	
营造无歧视医疗环境	提供无差别、无歧视的服务，营造无歧视的医疗环境	查看制度、现场，访谈相关人员	门诊、手术室、产房、功能科、检验科等	诊室、检查室（计划生育手术室）、产房、检验科，病房无特殊标识，医务人员明确掌握如何选择检查室：①是 ②否	
				按照挂号顺序或报到顺序就诊，不设立感染者特别就诊顺序和流程：①是 ②否	
				提供诊疗服务时，采用标准预防措施，不采取针对感染者的过度防护措施：①是 ②否	
				不将艾滋病、梅毒和乙肝感染作为剖宫产指征：①是 ②否；	
	确保艾滋病和健康信息的保密和隐私	查看投诉记录		公开感染者投诉渠道（如投诉电话）：①是 ②否	
				有投诉者投诉记录，分析记录和反馈：①是 ②否	
		查看制度、现场		与感染无关的正常产检门诊病历、医嘱单、检查化验单、处方等医疗文件上不显示感染阳性的信息，不做特殊性标记：①是 ②否	
				产检建档手册或病案封面无紫色标记，无感染信息标注：①是 ②否	

预防艾滋病、梅毒和乙肝母婴传播工作指导细则－乡镇卫生院/社区卫生服务中心见表6-3。

表6-3 预防艾滋病、梅毒和乙肝母婴传播工作指导细则－乡镇卫生院/社区卫生服务中心

医疗卫生机构名称：_____ 质控日期：_____年_____月

内容	评估标准	核查情况	备注
组织管理	制订消除母婴传播工作计划、相关工作人员熟悉工作要求	制订年度计划，按计划开展工作：①是 ②否 工作人员熟悉消除母婴传播工作要求：①是 ②否	
	规范物资管理、物资持续到位	建立物资登记使用管理台账：①是 ②否 物资出库及时，登记正确，完整：①是 ②否 未出现物资（如检测试剂、乙肝疫苗等）短缺：①是 ②否	
工作培训	开展院内、村级消除母婴传播培训	开展院内培训和村医、村级联络员培训，人员实现全覆盖：①是 ②否 培训知识点准确，具有针对性：①是 ②否	
工作指导	定期对村级开展工作指导	开展村医工作指导，实现全覆盖：①是 ②否 工作指导发现问题，跟进整改情况：①是 ②否	
健康教育	开展预防母婴传播健康教育和咨询	开展健康教育活动，发放健康教育宣传材料：①是 ②否 宣传知识点准确：①是 ②否 根据工作形势要求，适时更新健康教育内容：①是 ②否	
孕情早发现	建立辖区孕情第一时间发现工作制度并实施	建立乡镇、院内孕情第一时间发现工作制度或流程：①是 ②否 建立奖励机制：①是 ②否	
育龄妇女管理	建立育龄妇女台账，开展孕情监测	建立育龄妇女工作台账，内容齐全、动态更新、分层分类管理：①是 ②否 留存孕情监测资料：①是 ②否 台账数据与报表数据一致：①是 ②否	

续表6-3

内容	评估标准	核查情况	备注
孕产妇管理	建立孕产妇台账，提高孕早期检测率	建立孕产妇工作台账，内容齐全、动态更新：①是　②否 若无三病检测能力，及时将孕产妇转介至其他机构检测并追踪检测结果：①是　②否 实验室三病检测数据与台账数据一致：①是　②否 台账数据与报表数据一致：①是　②否	
艾滋病感染育龄妇女管理	建立艾滋病感染育龄妇女台账，实现个案精准管理	建立艾滋病感染育龄妇女工作台账，内容齐全、动态更新、实现分层分类管理：①是　②否 定期开展孕情检测服务，抗病毒治疗效果评估：①是　②否 有孕情检测资料：①是　②否 孕情检测台账数据与报表数据一致：①是　②否	
男性单阳家庭管理	建立男性单阳家庭台账，实现个案精准管理	建立男性单阳家庭工作台账，内容齐全、动态更新、实现分层分类管理：①是　②否 定期开展育龄配偶HIV检测和孕情检测，关注有生育意愿男性感染者抗病毒治疗疗效：①是　②否 有孕情检测资料：①是　②否 孕情检测台账数据与报表数据一致：①是　②否	

续表6-3

内容	评估标准	核查情况	备注
孕产妇艾滋病、梅毒和乙肝检测	三病检测实验室管理规范（具备三病检测能力的乡镇卫生院填写）	区域条件符合要求、检测试剂存放符合要求：①是 ②否 制定HIV抗体筛查流程、HIV抗体检测阳性标本及时送检：①是 ②否 制定梅毒筛查流程：①是 ②否 制定乙肝筛查流程：①是 ②否 实验室现场操作规范：①是 ②否 实验室报告规范：①是 ②否	
	孕产妇筛查阳性后进行有效转诊	孕产妇HIV筛查阳性，转介至符合条件的医疗机构接受后续检测和管理服务，实现闭环管理：①是 ②否 孕产妇梅毒螺旋体血清学试验阳性，转介至符合条件的医疗机构接受后续检测和管理服务，实现闭环管理：①是 ②否 孕产妇HBsAg阳性，转介至符合条件的医疗机构接受后续检测和管理服务，实现闭环管理：①是 ②否	
艾滋病、梅毒和乙肝感染孕产妇及所生儿童管理	建立感染孕产妇及所生儿童台账，实行"一对一"个案专案管理（根据提供的相关工作服务内容查看）	根据辖区工作管理模式，建立相应台账： 建立艾滋病感染孕产妇及所生儿童台账：①是 ②否 建立梅毒感染孕产妇及所生儿童台账：①是 ②否 建立乙肝感染孕产妇及所生儿童台账：①是 ②否 工作人员熟悉个案管理情况：①是 ②否 为感染孕产妇及所生儿童提供孕产期保健、随访、有效转介等：①是 ②否	
HIV个案追踪动员	查看追踪记录、人员访谈	无法追踪或不配合个案报告乡政府（街道办事处）：①是 ②否 政府及时反馈追踪情况：①是 ②否	

预防艾滋病、梅毒和乙肝母婴传播实验室管理质量控制表见表6-4。

表6-4 预防艾滋病、梅毒和乙肝母婴传播实验室管理质量控制表

医疗卫生机构实验室名称：

序号	类别	检查内容	基本要求	核查结果	备注
1	开展检测项目	开展艾滋病、梅毒和乙肝实验室检测	开展的HIV检测项目：①抗体快检；②ELISA；③化学发光；④确证试验；⑤CD4+T淋巴细胞；⑥HIV-1病毒载量	填写序号	
			开展的梅毒血清学检测项目：A. 梅毒特异性抗体检测：①抗体快检；②TPPA；③ELISA；④化学发光；⑤FTA-ABS；⑥免疫印迹法；B. 梅毒非特异性抗体检测：⑦TRUST；⑧RPR	填写序号	
			开展的乙肝检测项目：①乙肝表面抗原快检；②乙肝"两对半"快检；③ELISA；④化学发光；⑤HBV DNA定量检测	填写序号	
2	实验室条件	人员条件	初筛实验室有3名及以上人员具备上岗资格证（HIV上岗证书、检验资格证）（仅查看初筛实验室）	①是 ②否	
			艾滋病检测点有2名及以上人员具备上岗资格证	①是 ②否	
		建筑条件	初筛实验室的检测区域分清洁区、半污染区和污染区，符合二级生物安全实验室（BSL-2）要求（仅查看初筛实验室）	①是 ②否	
			艾滋病检测点有艾滋病检测区域专用实验室，能开展简便、快速检测	①是 ②否	
		设备条件	初筛实验室配置酶标仪、洗板机、梅毒水平旋转仪、化学发光分析仪、移液器、生物安全柜、恒温孵育箱、台灯等仪器设备（仅查看初筛实验室）	①是 ②否	
			艾滋病检测需配备快速检测试验所必需的物品，包括普通冰箱、高压灭菌消耗品、安全防护用品、消毒与污物处理设备、一次性	①是 ②否	
			实验室有恒温设施，有室内温湿度计及温湿度记录	①是 ②否	

续表6-4

序号	类别	检查内容	基本要求	核查结果	备注
3	仪器设备管理	仪器维护保养	各仪器使用维护保养记录记录填写规范	①是 ②否	
		仪器定期校准	冰箱温度计、移液器、酶标仪、高压灭菌器有相应的检定校准证书	①是 ②否	
4	标本管理	标本采集	按试剂说明书要求进行标本采集（血清、血浆、全血）	①是 ②否	
			标本管上有唯一性标记和方便识别的信息	①是 ②否	
		标本保存	检验前标本规范保存	①是 ②否	
			检验后标本规范保存且有完整保存记录	①是 ②否	
		标本转运	标本转运符合规范且有完整转运记录	①是 ②否	
5	试剂管理	快检试剂配备（助产机构）	至少有两种不同HIV抗体快速检测试剂	①是 ②否	
			两种HIV抗体快速检测试剂能在30分钟内出具报告结果	①是 ②否	
			梅毒螺旋体血清学快速检测试剂	①是 ②否	
			乙肝表面抗原快速检测试剂	①是 ②否	
		出入库记录	记录内容包含试剂名称、生产厂家、保存位置、出入库时间、规格、数量、有效期等	①是 ②否	
		效期管理	无过期试剂	①是 ②否	
		授权管理	所有检测记录及报告签字人均为有上岗证人员	①是 ②否	
6	人员管理	科内培训	开展科内培训、做好培训记录	①是 ②否	
		省/市/县级培训	参加省/市/县级培训	①是 ②否	

续表6-4

序号	类别	检查内容	基本要求	核查结果	备注
7	质量控制	实验SOP文件	制定与备案实验室类型及检测项目对应的SOP文件（艾滋病、梅毒和乙肝），并及时更新	①是　②否	
			制定样本接收到发放报告的全过程SOP	①是　②否	
			SOP放置在实验人员能随时读取或拿放的位置	①是　②否	
			有孕产妇艾滋病、梅毒和乙肝检测流程图，检测人员熟悉检测流程	①是　②否	
		室内质量控制	实验室具有各项目的外部质控品	①是　②否	
			外部质控品浓度选择合适	①是　②否	
			快检外部质控频率合适（下列情况需做质控：更换试剂批号，更换包装、更换检测人员，更换试剂厂家。此外，建议每个检测日做质控。若日检测量大于50份样本，至少应做2次质控。）	①是　②否	
			ELISA每次试验时设置外部质控，查看质控图	①是　②否	
			梅毒RPR/TRUST每次定性和定量试验均进行外部质控，并有记录	①是　②否	
			室内质控失控时有处理记录	①是　②否	
			每月有室内质控小结	①是　②否	
		室间质量评价	酶法和化学发光法参加国家临检中心/省临检中心/省疾控中心室间质量评价或考评，快检参加国家临检中心/省临检中心/省疾控中心室间质量评价或考评	①是　②否	
			室间质量评价结果合格	①是　②否	
			有室间质量评价结果分析	①是　②否	
8	检验报告	报告规范性	实验室出具的报告规范	①是　②否	
		信息保密	对检测对象信息采取保密措施	①是　②否	

147

基层预防艾滋病、梅毒和乙肝母婴传播工作手册

续表6-4

序号	类别	检查内容	基本要求	核查结果	备注
9	规范操作考核	现场操作考核	随机抽查检测人员现场操作，RPR（TRUST）操作规范、判读准确	①是 ②否	
			随机抽查检测人员现场操作，TPPA操作规范、正确口述判读	①是 ②否	
			随机抽查检测人员现场操作，快速检测操作规范、判读准确	①是 ②否	
		检测人员健康监护	建立健康档案、检测人员定期（1年）接受HIV抗体、梅毒、HCV抗体、乙肝"两对半"检测	①是 ②否	
			检测人员保留血清	①是 ②否	
10	实验室生物安全	生物安全防护	有完整的个人防护装备 防护物品：口罩、帽子、手套 洗眼装置：查看实验室有无洗眼装置 职业暴露：查看职业暴露流程	①是	
			实验室配备高压灭菌器	①是 ②否	
		废弃物处理	感染性废弃物处理规范：使用黄色生物垃圾专用袋，不能有玻璃制品	①是 ②否	
			实验室废弃物处理记录规范	①是 ②否	
		实验室环境消毒	具备消毒剂配制和使用记录	①是 ②否	
		生物危险标识	实验室有生物危险标识	①是 ②否	

四、工作要求

（一）人员组成

人员包括组织管理、项目服务、实验室管理、数据信息、权益保障/性别平等/社会组织方面的专家，必要时可邀请相关部门参与。

（二）工作任务

1）按照工作指导活动安排及预防艾滋病、梅毒和乙肝母婴传播工作指导细则，积极开展工作指导。

2）全面了解并评估市（州）、县（市、区）的预防艾滋病、梅毒和乙肝母婴传播工作开展情况，收集相关工作进展资料，给予技术指导。

3）工作指导结束时进行反馈，针对存在的问题提出改进意见，填写"四川省预防艾滋病、梅毒和乙肝母婴传播工作指导现场反馈意见表"，见表6-5。

表6-5　四川省预防艾滋病、梅毒和乙肝母婴传播工作指导现场反馈意见表

指导时间：_____　　　　　　　接受指导地区：_____

指导人员：_____

姓　名	工作单位及职务/职称
现场指导机构：	
指导意见：	
突出的特点	
存在的问题及建议	
接受督导单位意见	（单位签章）

4）州（市）、县（市、区）完成现场质量控制后，需撰写质量控制报告，并

反馈到核查地区,同时上报上一级卫生行政部门。各级全年需撰写一次完整详细的信息质量控制报告,其余质量控制报告可适当简要分析。报告内容包括时间、地点、质量控制内容、质量控制结果、存在问题及建议等,见图6-1。

****年**县(市)预防艾滋病、梅毒和乙肝
母婴传播工作指导报告(模板)

简要描述质量控制开展的时间、地区以及医疗机构等基本信息。

一、总体情况

辖区预防艾滋病、梅毒和乙肝母婴传播工作总体开展情况,可简单描述工作亮点、特色工作。

二、主要问题

围绕管理机制、规范服务、信息管理、实验室管理与质量、权益保障/性别平等和社区参与等方面,描述工作薄弱环节。

三、工作建议

针对存在问题提出适宜、可操作的建议。

附件:医疗机构问题清单

图6-1 预防艾滋病、梅毒和乙肝母婴传播工作指导报告(模板)

(三)指导原则

建立省、市(州)、县(市、区)三级协同工作指导体系。省负责对市(州)及县(市、区)、乡(镇)开展工作指导,市(州)负责对县(市、区)及乡(镇)、村开展工作指导,县(市、区)负责对所辖乡(镇)、村开展工作指导。

(四)指导频率

市(州)每季度对所辖县(市、区)实现全覆盖工作指导,县(市、区)每季度对所辖乡镇(街道)实现全覆盖工作指导。根据工作需要,可增加工作指导频率。省对重点市(州)、工作推进缓慢市(州)不定期开展预防母婴传播专项工作指导。

第七章 血源性传播疾病的暴露与防护

血源性传播疾病是指血源性病原体通过血液传播引起易感者感染的疾病或综合征。目前已经确定的对医务人员身心健康危害较大的血源性传播疾病有艾滋病、乙肝、梅毒、丙肝等。

第一节 职业暴露与预防

一、感染源

血源性传播疾病职业暴露的感染源主要是感染者或携带者的血液、精液、阴道分泌物、羊水、心包液、腹水、胸水、关节液、脑脊液等体液，以及受感染的实验室标本、生物制品、器官等。艾滋病的潜伏期很长，HIV感染者从外表无法辨别，却具有传染性。此外，艾滋病没有特异的临床表现，患者常到各科（内科、皮肤科、神经科、口腔科等）就医，就诊时医务人员不易及时做出正确诊断。所以，在临床工作中医务人员更多面对的是潜在的感染源。自开展预防艾滋病、梅毒、乙肝母婴传播工作以来，产科和儿科将艾滋病、梅毒、乙肝感染筛查纳入常态化管理，对孕产期血源性传播疾病早发现、早隔离、早诊断、早干预起到良好的作用。

二、职业暴露的高危因素

医务人员对职业暴露的危险性有一定的认识，但部分人员存在侥幸心理，养成一些不规范的操作习惯，同时由于担心成本增加而未落实必需的防护措施等。

（一）锐器伤

锐器伤是指医务人员在工作中被任何锋利的锐器造成的意外损伤，是医务人员常见的职业伤害。导致医务人员职业暴露的首要因素是被血源性病原体污染的锐器如针头、缝针、刀片等损伤，达到80%以上。医务人员是医院中针刺伤发生率最高的职业群体，急诊科、儿科、手术室、产房等是针刺伤的高发科室。针刺伤最容易发生的环节是在针头使用后到针头丢弃、处置环节。

1）锐器使用后不正确处置，如徒手分离使用过的针头和针管，直接接触污染的针头、刀片等。

2）针帽回套针头，导致针头刺伤操作者。

3）工作中将针尖或利器锐利端面向他人或自己造成误伤。

4）手术刀、手术探针等锐器未规范放置于锐器盒，混入感染性医疗废弃物；用手挤压医疗废弃物；徒手携带锐器行走等造成刺伤。

（二）血液、体液、黏膜暴露

1）接触血液、体液、分泌物、排泄物等操作未严格落实标准预防措施，导致皮肤、黏膜暴露。

2）抢救治疗或护理工作中，医护人员的手可能存在自己知道或不知道的皮肤破损。

3）处理被血液、体液污染的工作台面及地面、墙壁时没有遵循先消毒再清洁、消毒的原则。

三、职业暴露后的感染风险评估

职业暴露后感染的发生率取决于病原体的种类、接触方式、接触时间等因素。针刺伤是主要的危险因素。发生职业暴露后，应立即进行局部处理，请本机构内具备资质与相关经验的专业医生进行评估，或由当地卫生行政部门指定单位的专业医生负责评估。根据暴露的级别、暴露源类别、暴露源的病毒载量决定是否进行药物预防或使用何种药物。风险评估的步骤为根据评估暴露的程度及暴露源的情况，判断是否使用药物预防，如需要使用药物预防，则确定药物预防方案。评估的危险因素包括：

1）接触污染血液的量多。

2）损伤部位较深。刺伤深部肌肉，有可见的血液从伤口溢出。

3）空心针头刺伤比实心针头刺伤的危险性大。

4）导致损伤的器械上有肉眼可见的血液。

5）器械刺破了静脉或动脉。

6）体液离开身体的时间越短，危险性越大。

7）无保护接触患者血液时间较长。

8）感染源属于晚期患者或患者病毒载量较高。

四、职业暴露后的处理

（一）应急处置

1. 伤口处置

在伤口旁轻轻挤压，尽量挤压出损伤处的血液，用肥皂水、流动水彻底冲洗受伤部位，受伤部位冲洗后用 0.5％碘伏或 75％乙醇消毒，必要时用防水敷料包扎伤口。大的伤口需请外科医生彻底清创。

2. 皮肤、黏膜

用清水、生理盐水或者无菌液冲洗干净至未见肉眼污迹（清洁污迹时不能破坏皮肤、黏膜的完整性），然后用 0.5％碘伏消毒。

3. 眼睛暴露

先清洁双手，到就近的洗眼装置（检验科、手术室、门诊手术室、产房、口腔科等高风险科室必配）冲洗。方法：用清洁的手撑开上下眼睑，用洗眼器交替冲洗双眼 5~15 分钟（HIV 暴露需冲洗 15 分钟）。

（二）报告

经现场应急处理后，当事人应立即报告科室负责人/护士长、医院职业暴露管理部门。需预防用药的当事人，医院职业暴露管理部门定期追踪随访。对于 HIV 暴露则需立即与所在市（区）疾病预防控制中心艾滋病防治科联系，当事人要亲自前往进行咨询、填表、登记备案，以便提供必要的心理指导帮助。主管机构应详细记录所发生的情况，包括职业暴露者个人资料、时间、地点、污染部位、伤口类型（深浅、大小、有无出血）、污染物的情况（如含 HIV 血液、羊水、阴道分泌物等）；尽可能了解感染源血浆病毒载量、是否接受过治疗及所用药物的种类等重要信息。

五、暴露后的预防用药

（一）HIV 暴露

1）HIV 职业暴露程度分级。

（1）一级暴露：暴露源为体液、血液或含血液、体液的器械、物品。暴露类型为暴露源沾染了有损伤的皮肤或黏膜，暴露量小且时间短。

（2）二级暴露：暴露源为体液、血液或含血液、体液的器械、物品。暴露类型为暴露源沾染了有损伤的皮肤或黏膜，暴露量大且时间长；暴露类型为暴露源刺伤或者割伤皮肤，但损伤程度较轻，为表皮擦伤或针刺伤。

（3）三级暴露：暴露源为体液、血液或含血液、体液的器械、物品。暴露类型为暴露源刺伤或割伤皮肤，但损伤程度重，为深部伤口或割伤有明显可见的血液。

2）HIV 危险度的分级。

根据暴露源的病毒载量分为轻度、重度和暴露源不明三种类型。

（1）轻度：经检验，暴露源为 HIV 阳性，但滴度低、HIV 感染者无临床症状、CD4＋T 淋巴细胞计数正常者。

（2）重度：经检验，暴露源为 HIV 阳性，但滴度高、HIV 感染者有临床症状、CD4＋T 淋巴细胞计数低者。

（3）暴露源不明：不能确定暴露源是否为 HIV 阳性者。

3）HIV 暴露后预防用药。

用药原则：如暴露源的 HIV 感染状况或暴露级别不明，暴露后预防应结合临床病例、流行病学、暴露类型分析。如分析表明有 HIV 传播可能，但尚未对暴露源进行 HIV 检测，应开始实施基本用药方案，待暴露源 HIV 结果明确后，如为阴性，应终止预防用药，如为阳性，应重新评估危险性后调整或修改预防用药。发生一级暴露且暴露源的病毒载量为轻度时，可以不预防用药；发生一级暴露且暴露源的病毒载量为重度或者发生二级暴露且暴露源的病毒载量为轻度时，采用基本用药程序。发生二级暴露且暴露源的病毒载量为重度或者发生三级暴露且暴露源的病毒载量为轻度或者重度时，采用强化用药程序。暴露源的病毒载量不明时，可以使用基本用药程序。

HIV 职业暴露后预防用药方案见表 7-1。

表 7-1　HIV 职业暴露后预防用药方案

暴露级别	暴露源病毒载量		
	轻度	重度	暴露源不明
一级暴露	不用药	基本用药	基本用药
二级暴露	基本用药	强化用药	基本用药
三级暴露	强化用药	强化用药	基本用药
基本用药程序	两种逆转录酶制剂［如齐多夫定（Zidovdine）＋拉米夫定（Lamivdine）］，使用常规治疗剂量，连续使用 28 天		
强化用药程序	在基本用药的基础上，同时增加一种蛋白酶抑制剂，使用常规治疗剂量，连续使用 28 天		

注：基本用药程序，目前专家推荐齐多夫定与拉米夫定联用，前者每日 600mg，后者每日 300mg，连服 4 周。目前有两者的复方"双汰芝"（Combivir）片上市，每片含齐多夫定 300mg、拉米夫定 150mg，用量同上。

强化用药程序，在基本用药的基础上，同时增加一种蛋白酶抑制剂茚地那韦（Indinavil，商品名为佳息患）或奈非那韦（Nelfinavir）。前者用量为每日 3 次，每次 800mg；后者用量为每日 2～3 次，每次 750mg。

4）在发生 HIV 暴露后尽可能在最短的时间内（尽可能在 4 小时内）预防用药，最好不超过 24 小时，但即使超过 24 小时，也建议进行预防用药。一般用药 28 天。

（二）梅毒

暴露源（患者）RPR（或 VDRL）阳性，应加做 TPHA 确认，若仍为阳性，被锐器刺伤者应尽早接受青霉素药物治疗，越早治疗，感染梅毒的概率越低。推荐长效青霉素 240 万单位，每周一次，每侧臀部注射 120 万单位/次，连续注射 3 周。对青霉素过敏者可选用红霉素等。停药后 1 个月、3 个月进行梅毒抗体检测。不管暴露者是否需要预防性治疗，都应该为他们提供心理咨询服务，以缓解其心理压力。

（三）乙肝

对于锐器伤导致的 HBV 暴露，必须追溯感染源患者，当感染源患者 HBsAg 阳性时，暴露者可能会发生感染。

1）已知暴露者 HBsAg 阳性或抗－HBs 阳性，则可不予特殊处理；如抗－HBs 滴度低（<10IU/mL），需注射乙肝免疫球蛋白 200U，同时加强接种乙肝疫苗 1 次（5μg）。

2）已知暴露者 HBsAg 和抗－HBs 均为阴性，尽快（24 小时内）给暴露者注射乙肝免疫球蛋白 200U 和接种乙肝疫苗，乙肝疫苗接种间期按第 0－1－6 月执行，并对接种乙肝疫苗的暴露者开展跟踪检测，在最后一剂疫苗接种 1～2 个月之后进行病毒抗体追踪检测。

3）若暴露者不明确 HBsAg 或抗－HBs 是否阳性，立即抽血检测 HBsAg 和抗－HBs，并尽快给暴露者注射乙肝免疫球蛋白 200U，根据检测结果参照上述原则进行下一步处理。

第二节 暴露后监测

暴露后立即向有关专家进行相关咨询，了解暴露的风险、预防措施、是否需要用药、所用药物的不良反应、进一步的隔离措施及心理咨询。

一、HIV 暴露

应立即抽取暴露者血样做 HIV 抗体检测。应在事故发生后立即、第 4 周、第 8 周、第 12 周及 6 个月分别抽取血样检测 HIV 抗体。特殊情况下，如暴露者存在基础疾病，免疫功能差，产生抗体延迟，或 HIV 和 HCV 合并感染，HCV 尚未发生血清学转换，可适当延长 HIV 抗体检测的随访时间，长期从事艾滋病相关工作的人员，应随访到 1 年。

二、梅毒暴露

暴露后立即行长效青霉素注射，停药后 1 个月、3 个月进行梅毒抗体检测。如非梅毒螺旋体血清学试验阴性或抗体滴度下降，证明未感染；如非梅毒螺旋体血清学试验阳性但抗体滴度下降，证明未感染；如非梅毒螺旋体血清学试验阳性或者抗体滴度上升，应转介专科门诊接受进一步治疗。

三、乙肝暴露

乙肝暴露者应分别在暴露后即刻、1 个月、3 个月、6 个月检测 HBV 抗体和 HBV DNA，发现阳性进行专科治疗。

第三节　职业暴露预防

一、消除风险

消除所有不必要的注射，使用无针系统，侵袭性操作时保证光线充足。

二、工程控制

规范使用锐器盒，使用安全器具。

三、管理措施

建立职业暴露防护管理制度，制定专业 SOP 流程，定期开展专业知识培训，配备足够的防护用品。

四、行为控制

1）正在使用及使用后的注射器和针头不能折断和弯曲。

2）使用后的针头不能套回针帽。

3）如因诊疗需要，带注射针头的注射器在使用间隙时必须盖回针帽，采用"单手操作法"。

4）禁止徒手接触使用后的针头、刀片等锐器。

5）医疗废弃物装满 3/4 时正确封口，及时处置。

五、个人防护用品使用

1）手套。当有可能接触患者的血液、体液、分泌物、排泄物或其他被污染的物品时都应戴手套。当进行静脉切开、内镜检查、侵袭性诊治等时必须戴灭菌手套。手套发生撕裂、刺破等破损时应及时更换。脱去手套后，立即清洗双手。

2）面罩或防护眼镜。当处理血液、体液、分泌物、排泄物等有可能发生喷溅时，特别在进行气管内插管、支气管镜及内镜检查或手术时应戴面罩和防护眼镜。对 HIV 感染者和艾滋病患者施行手术时均应戴面罩和防护眼镜。

3）穿防水隔离衣和围裙。对 HIV 感染者和艾滋病患者施行手术时或衣服有可能被血液、体液、分泌物、排泄物等污染时均应穿防水隔离衣或围裙。

4）口罩：一般诊疗活动、手术室工作、护理免疫功能低下患者、进行体腔穿刺等操作时应戴外科口罩。接触经空气传播或近距离接触经飞沫传播的呼吸道传染病患者时应戴医用防护口罩。

5）防护鞋：手术、助产、清洗污染器械等时，禁止穿露脚趾的鞋子，应穿防护鞋。

6）帽子：进入污染区和洁净环境前、进行无菌操作等时应戴帽子，遇污染及时更换，一次性帽子应一次性使用。

第八章　消减医疗歧视

目前，虽然艾滋病的诊断和治疗技术不断进步，但是艾滋病的危害性、传染性、不可治愈性导致社会对艾滋病依然有恐惧心理。公众担心自己接触 HIV 感染者会感染 HIV，对于 HIV 感染者常常会保持一定的距离。加之 HIV 感染以性传播为主，人们通常将艾滋病和不道德的行为联系一起，人们对艾滋病的歧视普遍存在。作为性传播疾病，梅毒感染者也同样遭受与其他性传播疾病患者相似的污名化和歧视，遭遇社会排斥、内在羞耻感等困境。乙肝感染者相较于普通人群也受到一定的歧视，有研究显示，有超过 50％的受访者不愿意与乙肝感染者接触，超 70％的受访者表示不愿自己的孩子与乙肝感染者接触。

相对其他人群，医务人员是感染者感染状况的告知者，以及综合防治干预服务的提供者。医疗卫生机构是感染者愿意公开其感染状态的地方之一。部分医务人员也存在对感染者的歧视。

感染孕产妇作为感染者中的特殊人群，生理和心理均处于一个特殊时期，不仅面临身体的痛苦，还面临社会的歧视与隔离，感染孕产妇较普通孕产妇更需要医务人员的关怀与支持。在预防艾滋病、梅毒和乙肝母婴传播工作中，建立健全消减医疗歧视常态化机制非常重要。

一、辖区管理

1）建立辖区妇幼保健机构、抗病毒治疗中心、疾病预防控制中心、助产机构及街道（社区）、社会组织等紧密协作的工作机制，优化感染孕产妇检测、治疗、随访、住院分娩等工作流程，建议提供"一站式"服务。

2）建立通畅的转诊绿色通道，包括不同医疗卫生机构之间、医疗卫生机构科室之间，确保感染孕产妇能够得到适当、及时的诊疗服务。

3）按照国家有关要求建立标准、安全、保密的信息收集及上报机制。

4）妇幼保健机构承担辖区预防母婴传播工作牵头职能，组建专家组，开展消减医疗歧视培训和质量控制，指导辖区医疗卫生机构进行消除艾滋病、梅毒和乙肝母婴传播医疗歧视工作。

二、医疗机构管理

1）营造无歧视性医疗环境。

（1）不得拒绝或推诿为感染者提供医疗服务。

（2）对所有就诊者一视同仁，不得针对感染者进行不必要的过度防护，不得将感染孕产妇和儿童就诊顺序故意排在最后。

（3）尊重感染者的生育权，如无医学指征，不得随意建议其终止妊娠。

（4）取消带有"隔离"字样的病房、产房和手术室挂牌，可采用数字标识管理。

（5）取消病房床头卡标注感染诊断的标识。

（6）取消针对感染孕产妇加收护理费用的规定。

2）规范服务行为，重视感染者隐私保护。

（1）不在不合适的时间、场合，以不当的方式询问病史。

（2）未经本人或者其监护人同意，不得公开感染者及其家属的姓名、住址、工作单位、肖像、病史资料以及其他可能推断出其具体身份的信息。

（3）在感染者的配偶/性伴通知方面，在尊重感染者意愿的基础上选择告知方式和时间、地点。

（4）所有检测、治疗、调查、教学活动和科学研究项目，需征得感染者同意。

（5）不评判感染者以前或其自述行为，不得在公共场合大声呵斥或孤立感染者。

（6）在保护感染者隐私的前提下，为其提供充分的消除母婴传播知识政策宣传教育服务。

3）建立服务监督、投诉和反馈机制。增进医患沟通，设置电话咨询和投诉热线，为有需要的感染者及其家属畅通咨询和投诉渠道，并专人负责投诉登记和处理。

4）将消减医疗歧视和感染者权益保障纳入医务人员、孕妇学校、外包服务人员的常态化培训，切实提高服务能力。

5）加强职业防护技能培训，采取充分的防护措施，降低医务人员的艾滋病、梅毒和乙肝职业暴露风险。

参考文献

［1］王临虹. 预防艾滋病母婴传播［M］. 2版. 北京：人民卫生出版社，2018.

［2］孙丽君，李在村. 女性和 HIV 临床实用问答［M］. 北京：人民卫生出版社，2018.

［3］王爱玲. 预防艾滋病、梅毒和乙肝母婴传播现场工作指导手册［M］. 北京：人民卫生出版社，2022.

［4］陈丹青，张晓辉. 艾滋病、梅毒和乙肝感染母婴健康管理［M］. 北京：中国协和医科大学出版社，2022.

［5］中华医学会感染病学分会艾滋病丙型肝炎学组，中国疾病预防控制中心. 中国艾滋病诊疗指南（2021 年版）［J］. 协和医学杂志，2022，13（2）：203－226.

［6］联合国艾滋病规划署（UNAIDS）. 2023 全球艾滋病防治进展报告－终结艾滋病之路［EB/OL］. ［2024－2－21］. https：//www. unaids. org/en/resources/documents/2023/global－aids－update－2023.

［7］UNAIDS DATA 2023. Geneva：Joint United Nations Programme on HIV/AIDS，2023. https：//www. unaids. org/sites/default/files/media ＿ asset/data－book－2023 ＿ en. pdf.

［8］邓莉平，桂希恩，庄柯，等. 中国某地区人类免疫缺陷病毒母婴传播与阻断的调查研究［J］. 中华传染病杂志，2005（3）：183－186.

［9］王临虹，文利文，王前，等. 我国艾滋病母婴传播水平传播时期及干预效果研究［J］. 中国艾滋病性病，2008，14（5）：435－438.

［10］中华人民共和国国家卫生和计划生育委员会. 梅毒诊断（WS 273－2018）［S］. 行业标准－卫生，2018.

［11］王贵强，王福生，庄辉，等. 慢性乙型肝炎防治指南（2019 年版）［J］. 中华实验和临床感染病杂志（电子版），2019，13（6）：441－466.

［12］OBERZAUCHER N，BAGGALEY R. HIV voluntary counselling and testing：a gateway to prevention and care. Five case studies related to prevention of mother－to－child transmission of HIV tuberculosis young people and reaching general population groups. UNAIDS case study［J］. Comp Biochem Phys A，2002，75（4）：625－629.

［13］ 刘寿荣，戚建江. 艾滋病全程管理与综合治疗实践［M］. 北京：人民卫生出版社，2020.

［14］ 王立秋，杨新宇，王斌. AIDS 自愿咨询检测（一）［J］. 中国艾滋病性病，2003（1）：57－59.

［15］ 郑利萍. 在我国实施自愿性艾滋病病毒咨询和检测的重要性［J］. 中国艾滋病性病，2002（5）：307－317.

［16］ 王临虹，方利文，苏穗青，等. 预防艾滋病母婴传播干预措施［J］. 中国妇幼保健，2005（4）：30－31.

［17］ 王爱玲. 妊娠期艾滋病、梅毒和乙型肝炎母婴传播现状与防治策略［J］. 中华产科急救电子杂志，2020，9（4）：193－194.

［18］ QIAO Y，WANG X，WANG Q，et al. Screening and treatment of syphilis for pregnant women－China，2011－2018［J］. China CDC Wkly，2020，2（26）：476－480.

［19］ 国家卫生健康委员会. 艾滋病和艾滋病病毒感染诊断（WS 293－2019）［S］. 2019.

［20］ 中国疾病预防控制中心. 全国艾滋病检测技术规范［S］. 2020.

［21］ CHANG M，WONG A J，RAUGI D N，et al. Clinical validation of a novel diagnostic HIV－2 total nucleic acid qualitative assay using the Abbott m2000 platform：Implications for complementary HIV－2 nucleic acid testing for the CDC 4th generation HIV diagnostic testing algorithm［J］. J Clin Virol，2017（86）：56－61.

［22］ AVETTAND－FENOEL V，DAMOND F，GUEUDIN M，et al. New sensitive one－step real－time duplex PCR method for group A and B HIV－2 RNA load［J］. J Clin Microbiol，2014，52（8）：3017－3022.

［23］ BERTINE M，GUEUDIN M，MELARD A，et al. New highly sensitive real－time pcr assay for hiv－2 group a and group b DNA quantification［J］. J Clin Microbiol，2017，55（9）：2850－2857.

［24］ 刘利锋，粟斌，姚均，等. HIV－1 整合酶耐药基因型检测方法的建立［J］. 中国艾滋病性病，2020，26（5）：463－465.

［25］ 李晓冰. HIV 抗体筛查试验不同方法结果比较分析［D］. 大理：大理大学，2023.

［26］ 朱晓娟，查赟峰，吴晓芳，等. 两种补充试验在艾滋病诊断中的应用分析［J］. 中国艾滋病性病，2019，25（7）：722－724.

［27］ 陈旭富，游佳玲，吕磊. 病毒载量试验与抗体补充试验对 HIV 抗体不确定样本诊断效果对比研究［J］. 中国艾滋病性病，2019，25（12）：1222－

1224.

[28] 于洪帅. 不同梅毒血清学试验在孕产妇梅毒诊断中的应用效果 [J]. 中国医药指南, 2020, 18 (27): 47-48.

[29] 于小兵. 妊娠期梅毒的诊疗和管理 [C] //中国麻风防治协会. 2019 年全国麻风皮肤病学术年会论文集, 2019.

[30] 张学东, 卢建华, 王梦寒, 等. 乙型肝炎病毒血清学标志物检测技术的发展历程 [J]. 分子诊断与治疗杂志, 2020, 12 (6): 693-696, 686.

[31] 国家卫生健康委员会. 预防艾滋病、梅毒和乙肝母婴传播工作规范（2020年版）[EB/OL]. [2024-2-21]. http://www.nhc.gov.cn/fys/s3581/202011/fc7b46b2b48b45a69bd390ae3a62d065.shtml.

[32] 卫生部. 全国艾滋病检测工作管理办法 [EB/OL]. https://www.gov.cn/gzdt/2006-06/26/content_319992_2.htm.

[33] 中国疾病预防控制中心性病艾滋病预防控制中心. 艾滋病病毒抗体快速检测技术手册 [S]. 2011.

[34] 中华人民共和国国家卫生和计划生育委员会. 梅毒非特异性抗体检测操作指南（WS/T 491-2016）[S]. 2016.

[35] 尚红, 王毓三, 申子瑜. 全国临床检验操作规程 [M]. 4 版. 北京: 人民卫生出版社, 2015.

[36] 病原微生物实验室生物安全管理条例（2018 年修正版）. [EB/OL]. https://zwfw.nhc.gov.cn/kzx/zcfg/gzbxbywswyssp_243/201803/t20180319_1339.html.

[37] 魏强, 武桂珍. 新时代的中国病原微生物实验室生物安全工作思考 [J]. 中华实验和临床病毒学杂志, 2018, 32 (2): 113-115.

[38] 国家卫生健康委员会. 国家卫生健康委办公厅关于修订医疗机构临床实验室管理办法有关内容的通知 [EB/OL]. http://www.nhc.gov.cn/yzygj/s7659/202007/b1443edd888f416d95c9c1aad9366a4a.shtml.

[39] 王贵强, 王福生, 庄辉, 等. 慢性乙型肝炎防治指南（2019 年版）[J]. 中国病毒病杂志, 2020, 10 (1): 1-25.

[40] 王潇滟, 王前, 乔亚萍, 等. 中国预防艾滋病母婴传播抗病毒治疗成效与展望 [J]. 中国艾滋病性病, 2022, 28 (6): 629-633.

[41] 吴蒙蒙. HIV 阳性孕妇发生不良妊娠结局及相关影响因素的研究 [D]. 武汉: 武汉大学, 2022.

[42] 王乐乐, 刘慧姝. 妊娠期人类免疫缺陷病毒感染管理及母婴阻断 [J]. 中国实用妇科与产科杂志, 2023, 39 (12): 1172-1178.

[43] 潘丽璇. HIV 暴露婴儿极早期诊断策略及其影响因素研究 [D]. 北京: 中

国疾病预防控制中心，2019.

[44] 国家卫生健康委员会. 国家免疫规划疫苗儿童免疫程序及说明（2021年版）[J]. 中国病毒病杂志，2021，11（4）：241－245.

[45] 李云霞，丁晓燕，李燕，等. 昆明市HIV暴露婴儿体格发育的队列研究 [J]. 中国妇幼保健，2016，31（17）：3586－3589.

[46] 李辉. 中国儿童生长状况：营养和发育变化趋势 [J]. 中国循证儿科杂志，2009，4（5）：405－410.

[47] 首都儿科研究所，九市儿童体格发育调查协作组. 中国七岁以下儿童体重、身长/身高和头围的生长标准值及标准化生长曲线 [J]. 中华儿科杂志，2009，47（3）：173－178.

[48] 李辉. 中国七岁以下儿童身长/身高的体重和体块指数的生长标准值及标准化生长曲线 [J]. 中华儿科杂志，2009，47（4）：281－285.

[49] 李辉，季成叶，宗心南，等. 中国0～18岁儿童、青少年身高、体重的标准化生长曲线 [J]. 中华儿科杂志，2009，47（7）：6.

[50] 夏彬，古桂雄. 婴幼儿发育筛查量表的研究及应用进展 [J]. 中国儿童保健杂志，2017，25（7）：699－701，736.

[51] 张悦，黄小娜，王惠珊，等. 中国儿童心理行为发育问题预警征编制及释义 [J]. 中国儿童保健杂志，2018，26（1）：112－114，116.

[52] 孙丽君，王爱玲，张福杰，等. HIV阳性孕产妇全程管理专家共识 [J]. 中国艾滋病性病，2020，26（3）：335－338.

[53] 国家卫生健康委员会. 国家卫生计生委办公厅关于印发孕产妇妊娠风险评估与管理工作规范的通知 [EB/OL]. http://www.nhc.gov.cn/fys/s3581/201711/9c3dc9b4a8494d9a94c02f890e5085b1.shtml.

[54] 国家卫生健康委员会. 卫生部关于印发《孕产期保健工作管理办法》和《孕产期保健工作规范》的通知 [EB/OL]. http://www.nhc.gov.cn/fys/s3581/201107/8d09ba60c19545e3b80fa65328183537.shtml.

[55] 曾琴，王凯，刘伟信. 长效避孕措施在HIV感染女性中应用的研究进展 [J]. 中国艾滋病性病，2022，28（2）：254－258.

[56] 中华医学会计划生育学分会. HIV感染女性避孕方法选择的中国专家共识 [J]. 中国计划生育和妇产科，2020，12（5）：3－8.

[57] 李玉丽，任秀丽，李玉娟，等. 医务人员职业暴露的预防控制策略 [J]. 中国医药指南，2023，21（36）：52－54.

[58] 卫生部. 血源性病原体职业接触防护导则（GBZ/T 213－2008）[S]. 2008.

[59] 国家卫生健康委员会. 医院隔离技术标准（WS/T 311－2023）[S]. 2023.

[60] 杨蓉蓉，桂希恩，骆名其，等. 艾滋病职业暴露的规范化管理探讨 [J].

中国艾滋病性病，2019，25（11）：2.

[61] 国家卫生健康委员会. 医院感染监测标准（WS/T 312－2023）[S]. 2023.

[62] 国家卫生健康委员会. 医务人员手卫生规范（WS/T 313－2019）[J].
2019.

[63] 国家卫生健康委员会. 国家卫生计生委办公厅关于印发职业暴露感染艾滋
病病毒处理程序规定的通知 [EB/OL]. http://www. nhc. gov. cn/jkj/
s3585/201507/902caba665ac4d38ade13856d5b376f4. shtml.

[64] 潘超平，黎燕宁. 中国艾滋病歧视的挑战及策略 [J]. 中国性科学，2018，
27（10）：155－157.

[65] STEIN J A, LI L. Measuring HIV－related stigma among Chinese service
providers：confirmatory factor analysis of a multidimensional scale [J].
AIDS Behav, 2008, 12（5）：789－795.

[66] SAYLES J N, HAYS R D, SARKISIAN C A, et al. Development and
psychometric assessment of a multidimensional measure of internalized HIV
stigma in a sample of HIV－positive adults [J]. AIDS Behav, 2008, 12
（5）：748－758.

[67] 吴丽娟，梁晓凤. 艾滋病患者遭遇医护人员艾滋歧视后心理感受及行为反
应的质性研究 [J]. 解放军护理杂志，2018，35（8）：31－34.

[68] 庾泳，苏莉莉，孙寅萌，等. AIDS 患者感染结果告知、歧视知觉、社会
支持与自杀意念的关系 [J]. 中华疾病控制杂志，2021，25（12）：1420－
1425.